自力で防ぐ
誤《ご》嚥《えん》性《せい》肺炎

稲本陽子
藤田保健衛生大学医療科学部
リハビリテーション学科准教授

日本文芸社

むせない
誤嚥《ごえん》があるって
知っていますか？

気管に間違って食べものが
入ってしまうことによって起こる「誤嚥」。

その誤嚥によって人はゴホンと「むせます」。

しかし、加齢に伴って
「むせる」という行為が

できなくなってしまうことがあります。

それによって起こるリスクが高まるのが「誤嚥性肺炎」です。

この誤嚥性肺炎は、肺炎の中でも高齢者がかかりやすい病気のひとつ。

最悪の場合は、死につながることも……。

誤嚥性肺炎と聞くと、
食べものを誤嚥したことによって
肺炎を起こすイメージですが、

じつは、**唾液**を誤嚥する
ことによって起こることも
あるのです。

唾液には、
思ったよりたくさんの
細菌やウイルスがいるのです。

その細菌やウイルスがいる不衛生な唾液を
誤嚥することによっても肺炎は起こります。

とくに就寝中に起こるのが、唾液の誤嚥。
残念ながら、気付かないうちに
誤嚥しているのです。

誤嚥が起こるのは、
食べものを飲み込む力が劣っている証拠。

つまり、**嚥下機能の低下**です。

人間は食べものを食べることによって
生きるためのエネルギーを得ています。

「食べものを飲み込む」という行為は、
一生続けていかなければならない、

**もっとも
衰えさせてはいけない
機能なのです。**

この「飲み込み力」は
加齢とともに衰えていきます。

しかし、
のどまわりの筋肉を鍛えることで
飲み込む力を強化できるのです。

「飲み込み力」をどれだけキープできるかが、
健康寿命を左右します。

誤嚥性肺炎を防ぐためには、
「口腔ケア」と
「口のどトレーニング」が必須。

さっそく、今日からはじめてみましょう。

まえがきにかえて

最新の嚥下リハビリテーション研究と生きるために必要な「飲み込み力」

２０１１年、日本人の死亡原因の第3位が「肺炎」になりました。

なぜ、肺炎による死亡者が増えているのでしょうか。

それは、誤嚥性肺炎によって命を落とす高齢者が増えているからです。今後ますます高齢者が増えていく日本において、これは重大な問題です。

誤嚥を引き起こす多くの高齢者は、「飲み込み力」が衰えています。

私は現在、藤田保健衛生大学医療科学部リハビリテーション学科に勤務しています。専門は、嚥下運動を3次元的にとらえて診断・評価するという世界初の嚥下CT「３２０列ＡＤＣＴ」による嚥下動態です。嚥下造影検査や内視鏡検査では不可能だった、嚥下運動の4次元撮影により、嚥下の生理や嚥下障害の病態がより明らかになってきました。

嚥下リハビリテーションという分野の歴史はまだ30年ほどと浅いですが、この十数年で飛躍的な進歩を遂げています。

超高齢社会である日本において、嚥下障害患者が増加している現状では、嚥下障害に対する効果的かつ適切な嚥下指導の介入が必要だと思います。

また、衰えた「飲み込み力」は、口やのどの運動で鍛えたり、食べる・飲む練習をすることによって改善することがわかってきています。

そこで、嚥下障害を起こさないためにも、嚥下とはどのような運動なのか、嚥下障害とはどんな障害なのかを理解して欲しいのです。まずは日々の生活において、のどの衰えを改善することと、口腔ケアの大切さをみなさんに伝えたいと思いました。

本書が、みなさんの健康長寿を維持するための一冊になればと心より願います。

藤田保健衛生大学 医療科学部
リハビリテーション学科准教授
稲本陽子

「飲み込み力」セルフチェック

「飲み込み力」が衰えても、自分では気がつかないことがあります。では、どのような症状があると「飲み込み力」が衰えているのでしょうか。確認してみましょう。

以下の10項目のうち、いくつ該当しますか？

0 ～ 1：「飲み込み力」は正常なので安心してください
2 ～ 4：「飲み込み力」が弱り始めています
5 ～ 7：嚥下障害予備軍です
8～10：嚥下障害の可能性もあるので、医師に相談しましょう

□ ①唾液（つば）が増え、処理に困る

飲み込みがスムーズにいかなくなると、唾液が口腔や咽頭に溜まりやすくなります。ティッシュにつばを吐いたり、つばをふくことが頻繁になったら、飲み込み力が低下しているかもしれません。

□ ②つばが絡んだようなかすれ声が気になる

つばや痰が絡んだような声のかすれや、ゴロゴロとした湿気を帯びた声は、誤嚥によって声帯付近に唾液や飲食物が溜まっていることが原因かもしれません。

□ ③食事中にむせることが多くなった

むせるのは、飲み込んだ食べものや水分が気管に入り込んでしまうからです。時間がないときにあわてて食べたりするのは、むせやすく危険。また、早食いの人も誤嚥しやすいので、食事中は落ち着いて食べものを口に運びたいものです。

□ ④頻繁に咳き込むようになった

食べ終わった後でも、咳き込む回数が多くなった場合は、1口腔や咽頭内に残っていた食べものがしばらくして気管に落ち込んで咳き込む、2声帯付近に食べものが少し溜まっていることで咳き込む、3唾液がうまく飲み込めずに咳き込む、この3つが考えられます。いずれの場合も、誤嚥が疑われます。

□ ⑤痰がでるようになった

風邪をひいていないのに痰がでるのは、なんらかの炎症が喉頭に起こっているのかもしれません。すぐに医師に相談して、その原因を突き止める必要があります。

□ ⑥寝ているときに咳がでて目が覚める

寝ているときには、自分の意志で飲み込みをすることはありません。唾液は無意識のうちに飲み込んでいるのですが、飲み込み力が衰えてくると気管に唾液が流れて、咳がでるようになり、その咳で睡眠中に目が覚めることがあります。

□ ⑦お茶や水を飲むと、頻繁にむせるようになった

お茶や水などの液体は、固形物と違って流れ込むスピードが早いのが特徴です。少しでもタイミングが合わないと喉頭の閉鎖が間に合わず液体が気管に入り、誤嚥につながります。

□ ⑧この1年で体重が急に減った

食事に時間がかかったり食べると苦しくなったりするため、食事の摂取量が減り、体重が減ることがあります。ダイエットをしているわけではないのに体重が急に減った場合は、注意が必要です。

□ ⑨食事の摂取量が減った

食欲がない、食事時間が長くなってしまう、食後ぐったりと疲れるなどで食事の摂取量を減らしてしまうことがあります。食事の内容、食事の状況の変化は、日常生活の中で観察できる「いつもとちがう!」は誤嚥性肺炎のリスクを疑うポイントです。

□ ⑩運動をしなくなった

からだを動かしたり、散歩したりという簡単な運動もしなくなると、体中の筋力が落ちてきます。運動をしなくなった原因に、食事がだんだん摂れなくなって栄養が十分に摂れていないことも考えられます。必然的に飲む、食べるための筋力も弱ってくるので要注意です。

自力で防ぐ
誤《ご》嚥《えん》性《せい》肺炎

第1章 むせないで食べたり飲んだりできていますか？

第2章 急増している誤嚥性肺炎はなぜ起こるのか？

第3章 「飲み込み力」がアップすれば寿命はどんどんのびる

口のどトレーニング

第4章 口腔ケアは嚥下障害の予防に欠かせない

第5章 誤嚥を遠ざける食べ方のルール

第6章 意外に知らない のどの大疑問

第1章

むせないで食べたり飲んだりできていますか?

高齢者に増えている、のどのトラブル

「むせる」「咳き込む」は命の防御反応

のどのトラブルというと、ぜんそくや風邪などで咳がでる、のどが痛いことなどを思い起こすのではないでしょうか。スムーズに呼吸ができないのはつらいものですが、もうひとつ、のどには大事な役目があります。のどの奥は気管だけでなく食道ともつながっており、**生きるために必要なエネルギー源を得るためにとても重要な器官**なのです。のどの機能低下によって呼吸だけでなく食べることにも問題が生じると、健康維持に大きな影響がでてしまいます。

近年、日本人の死因としてもっとも多いのはがん（悪性新生物）、次に心疾患ですが、それに続く三番目として**肺炎**が急増しています。

また、亡くなる原因は病気ばかりではなく、「不慮の事故」もあります。このうちもっとも多いのが「窒息」です。正月に餅を詰まらせて亡くなる場合だけでなく、のどにものが詰まるケースは、実際には多く起こっているのです。

どちらも共通しているのは、**加齢によって「飲み込み力」の低下が関係していることです。** **水や食べものなどを飲み下すことを「嚥下《えんげ》」**といい、**適切に飲み込むことが**

できず、食道に入るべきものが肺へつながる気管に入ってしまうのが「誤嚥《ごえん》」です。また、**すべてが食道に入りきらず、のどに残ってしまうのが「残留」**です。

たとえば食事中などに、ものがのどに詰まるような感じがして〝むせたり〟〝咳き込んだり〟することがありませんか？

「むせる」とは、食べものや煙などが気管に入り、息苦しくなって咳き込んだりする症状で、「咳」は気管に入り込んだものを気管外に排除するために、からだが反射的に行なう防御反応です。どちらもからだを守るために重要な作用です。

まとめ

「飲み込み力」の問題は、加齢とともに増える

現在の日本は、平均寿命が長くなり同時に少子化が進んでいるため、高齢者の割合が増加しています。世界保健機関（ＷＨＯ）や国連の定義では、総人口のうち65歳以上の割合が21％を超えると「超高齢社会」に分類されますが、日本はまさにその状態です。

２０１７年のはじめに総務省が発表した人口推計によれば、高齢化率は27・４％に達し、前年よりもさらに増加しています。高齢者の割合はじつに４人に１人となり、加齢に伴って起こる嚥下のトラブルも後を絶たないわけです。

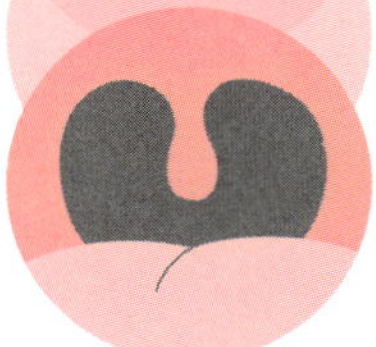

「飲み込み力」は生命維持にも重要

食べる力は生きる力になる

飲んだり食べたりするのに必要な「飲み込み力」。健康なときは、自分が「どうやって食べているのか」と悩むこともないでしょうし、ほぼ反射的に行なっていることですから、「どんなしくみで行なわれているのか」も考えたことはないかもしれません。

ものを食べるには、適当な大きさにして口に入れ（摂食）、口の中で噛みくだき（咀嚼《そしゃく》）、噛みくだきながら食べものをまとめて咽頭《いんとう》に送って飲み込む（嚥下）という過程をたどります。この流れのどこかに問題が起こると、うまく食べることができなくなってしまいます。食べることは、生きるために必要な栄養やエネルギーを摂取することはもちろん、心とからだに影響を与えてくれる大切な作用があります。

たとえば好きな食べものを目にすれば「食べたい」という前向きな欲求が起こります。また味や匂い、触感を楽しむことで脳にもよい刺激を与えます。五感がほどよく刺激されると、消化を助ける唾液もよく分泌され、消化機能も活発に働きます。

つまり食べる力はそのまま生きる意欲に、そして生きたいという意志につながるものであり、食べものをすんなりと取り入れられること、つまり「飲み込み力」は非常に重要なのです。

反対に、「飲み込み力」が低下すると、どうなるのでしょうか。必要な栄養が適切に得られずに栄養不足や水分不足になったり、うまく飲み込めないために肺炎や窒息を起こしたり、あるいは合併症としてほかの病気につながってしまうこともあります。また、食べたいものが食べられないと気持ちまで消極的になってしまうことでしょう。

昨今では平均寿命だけでなく健康寿命をのばすことに注目が集まっています。健康寿命とは「介護や病気などで制限を受けず、健康に生活できる期間」のことです。

健康寿命をのばすためには、栄養状態の管理はもちろん、運動機能が低下するロコモティブ・シンドロームを避けるため適度にからだを動かしたり、認知症予防として脳トレに取り組むことがよいといわれています。そして自分の手と口を使って食事ができる、飲み込みができる状態を維持することもそのひとつなのです。

自立した状態で食べたいものが食べられる期間を長く維持することは、生きる喜び、生きる力につながるものなのです。

まとめ

「飲み込み力」を維持して、健康寿命をのばそう

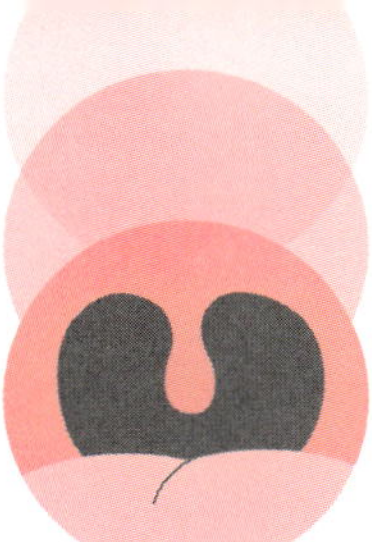

加齢とともに衰える「飲み込み力」

むせる、咳き込むことが多くなる

「飲み込み力」の低下はどのように起こるのでしょうか。状況は人によって違います。病気などが原因で急に「飲み込み力」が低下する場合もあれば、**食事の際にむせたり、咳き込んだりする状況が続いて、少しずつ飲み込みがしづらくなる**場合もあります。とくに後者のケースは**高齢者に多くみられます**。

「飲み込み」のしくみは、のどの筋肉や神経の働きが関わっています（35ページ参照）。ですから、年齢とともに徐々に「飲み込み力」が悪くなる場合にも、のどの筋力の低下が影響していることがあります。

なかでも昨今問題になっているのは、年齢とともに増加するサルコペニア（筋肉減少症）です（48ページ参照）。筋肉量は年齢とともに少しずつ減少することがわかっていますが、この症状は筋肉そのものの量が減少（増えることがない）するものです。その原因には筋肉を維持するために必要な栄養が摂れていない状態、つまり低栄養も関係しています。筋肉そのものの量の減少によって、ものを食べたり、言葉をうまく話すために欠かせない、あごや舌、のどの筋肉が弱まり、結果的に「飲み込み力」の

加齢に伴う「飲み込み力」の変化

口腔機能	咽頭機能
■ 歯の本数が少なくなる	■ 嚥下能力が下がる（液体、固形物とも）
■ 噛みあわせが悪くなる	■ 咽頭を飲食物が通過する際に時間がかかる
■ 咀嚼機能が低くなる	■ 喉頭（のど）が下がる
■ 食事に時間がかかる	■ 喉頭が上がる距離と時間が増える
■ 舌の圧力が低くなる	■ 喉頭閉鎖が遅れる
■ 唾液の分泌量が少なくなる	■ 食道入り口の開きが狭くなる
■ 口腔乾燥症が増える	■ 嚥下と呼吸の協調性が下がる
■ 食塊形成に時間がかかる	■ 咳反射が起こりにくくなる
■ 味覚が衰える	
■ 嗅覚が衰える	

低下にもつながるとされています。

「飲み込み力（摂食嚥下機能）」は、生理学的にも加齢に伴って変化していくことがわかっています（上の表参照）。

飲み込み力の変化を口腔、咽頭、食道でみた場合、口腔では、「歯の数の減少によって噛みあわせが悪くなり、咀嚼機能が低下する」「舌の圧力が低下する」「唾液分泌力が低下し、口腔内乾燥が増える」「食物をのどに送りやすい形にまとめるのに時間がかかる」「味覚（とくに塩味、苦味）が低下する」などの変化があります。

また、咽頭では多くの動作が起こっていますが、そのひとつひとつに時間がかかるようになります。「ごっくんと飲み込むまでの時間」「食べものを食道まで送る時間」

「飲み込みの間にのどが上がっている時間」「誤嚥を防ぐために気管の入り口を閉じるまでの時間」がかかるようになり、嚥下の安全性を悪くします。

また、食道の入り口の開きが狭くなることも指摘されています。さらに食道では、食べものを食道から胃へと送るぜん動能力が低下することもあります。

嚥下中は、食べものが気管に入らないように、呼吸を止めます。嚥下をするときは、呼吸を停止させ、嚥下が終わったら呼吸をすぐに開始させるという、この一連の切り替え動作も加齢に伴って、スムーズにできなくなることがあります。

通常は息を吐いているときに、息を止め、嚥下を起こし、嚥下後に呼吸を再開（呼気—嚥下—呼気）というパターンです。もしくは、息を吸っているときに、息を止め、嚥下を起こし、嚥下後に呼吸を再開（吸気—嚥下—呼気）というパターンのどちらかがほとんどです。しかし、加齢に伴って、このパターンが崩れ、十分に息を止めないうちに嚥下が起こってしまう割合が増えているのです。

このように、加齢に伴う「飲み込み力」の変化は多岐にわたります。

また、**「飲み込み力」が低下する原因となる病気でもっとも多いのは、脳卒中（脳《のう》梗塞《こうそく》、脳出血など）**です。脳卒中により脳の神経がダメージを受け、摂食や嚥下に関連する神経に問題が起こり、嚥下をするという指令が脳からしっかりと伝わらなくなってしまうことです。この場合には病気の治療とともに、食事の際に介助や対策が必要になります。つまり、脳卒中は嚥下障害の最大のリスクファクターともいえるのです（62ページ参照）。

あるいはそこまで重篤な状況ではなくても、中高年では知らず知らずのうちに小さな脳梗塞を発症している場合があります。いわゆる「**隠れ脳梗塞**」といわれるもので、大きなトラブルもなく本人に自覚もありませんが、積み重なると身体機能の低下のひとつとして「飲み込み」が正常にできなくなってしまうことがあるのです。嚥下障害がみられたら、大ごとになる前に脳卒中のリスクがないかの検査を受けることも大切です。

ただし、「飲み込み力」の低下の原因はひとつとは限らず、さまざまな影響がからみあって起こることもあります。年をとってくると、長年の生活習慣の乱れによる影響があらわれやすくなるので、生活習慣の見直しや本書で紹介するトレーニング（68ページ以降参照）で「飲み込み力」の改善を目指してください。

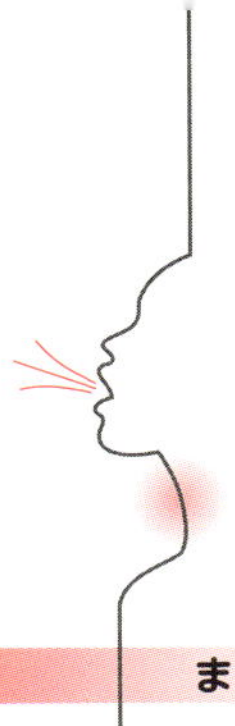

まとめ

脳卒中などの問題も関係して加齢とともに影響があらわれる

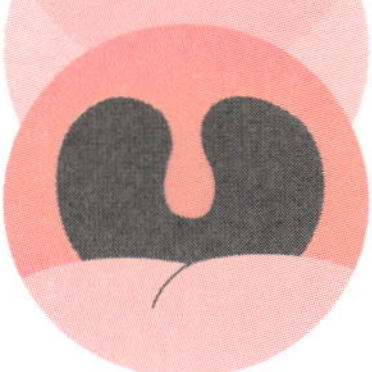

どのような症状が、飲み込み異常なのか

「飲み込み力」の低下で嚥下が難しくなる

「飲み込み力」が低下して嚥下がうまくできなくなると、どんな兆候があらわれるのでしょうか。注意が必要な変化を知っておくと、症状が悪化する前に改善できる場合もあります。

■チェックポイント1　【どんなときにむせるのか？】

たとえば**水やお茶ではむせるが、少しとろみのある牛乳などは問題なく飲み込める**ということはないか、起こるタイミングとして**食べ始めにむせる**のか、**続けて飲み込もうとするとむせる**のかなど、飲み込み力の程度によって症状に違いがみられることがあります。

■チェックポイント2　【咳はどんなときにでるか？】

食事中に咳がでるか、あるいは**食後1～2時間で咳がでる**、あるいは**食後、横になると咳がでる**などの場合があります。

■チェックポイント3【食べものの種類による違いは?】

食べにくいものはどんな形状のものでしょうか。**かたいものやパサパサしたもの、まとまりのないもの、口やのどに貼りつきやすいもの**、あるいは**固形物と液体が混じったお味噌汁のようなもの**でしょうか。

■チェックポイント4【食事にかかる時間は?】

飲み込み力が低下すると、**食事に時間がかかる**ことがあります。また**食べ始めるとすぐ疲れてしまう**、**食欲自体が低下する**こともあります。

■チェックポイント5【そのほかの変化は?】

痰が増えた、**のどに違和感がある**、または**つばや痰が絡んだようなガラガラ声になる**など、発声にも影響が起こることがあります。

思い当たる項目があれば、「飲み込み力」のセルフチェック(10ページ参照)を行ない、第3章のさまざまな口のどトレーニングにぜひ取り組みましょう。

まとめ

むせることや咳、食事の状況などで「飲み込み力」の低下を判断する

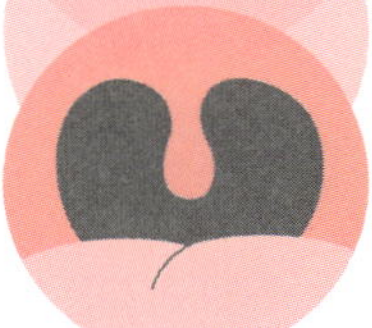

「飲み込み力」の低下を起こす原因

舌、咽頭、喉頭《こうとう》が関係

私たちは食べものも空気も、のどを経由して体内に取り込んでいます。取り込んだ空気は気管へ、口から摂取した食べものや液体は食道へ向かうしくみになっています。

空気が食べものや飲みものとともに食道のほうに入ってしまったときは、炭酸飲料を飲んだときのようにゲップとして排出します。一方、気管に液体や食べものが入ると、むせたり咳き込んだりします。これは、若い人でもタイミングが悪かったりすると起こります。

しかし、病気や加齢などで「飲み込み力」自体が低下していると、気管に液体や食べものが入ってしまう機会が増え、状況によっては窒息を起こしたり、誤嚥から肺炎を引き起こす原因を招くことになります。**「飲み込み力」とは、ひとつの入り口から二つの方向へ交通整理して、正しく導ける力**でもあります。正しく行なわれないと生命の危機にもなりかねないため、「飲み込み力」を維持することはとても重要なのです。

●飲み込みの流れ①：口の中（口腔）

口からのどまでの空洞部分を「口腔」といいます。私たちがものを食べるときは、**食べものをほどよいサイズにして口に入れ、噛みくだいてまとめてのどの奥に送り、さらにそれを適切に飲み込むという動作を行なっています**。

このとき口の中で行なうのは、咀嚼してまとめて、のどの奥へと送り出す工程です。口の中では消化酵素（アミラーゼ）を含んだ唾液が分泌され、上あごや舌、歯の力で食べものを押しつぶしたり、すりつぶしたりして、噛み終わったものから、舌の上でまとめてのどの奥へと送り出しています。

ここで重要なのは舌の働きです。舌の役割とは味覚や温度、触感をとらえるセンサーとしての働きだけではありません。ものを食べるときには舌を自在に動かして咀嚼を適切に行なわせたり、のどへ送り込みやすいようにまとめたり、明瞭な発声ができ、複雑な言語を話せるのも舌の働きによるものです。舌の動きは、おもに筋肉に支えられ、舌の形を変える内舌筋《ないぜつきん》や、上下左右前後に動かす外舌筋《がいぜつきん》で構成されています。舌の筋肉が弱くなると、食べものを飲み込みやすく整えたり、適切に送り出すことができなくなります。

また、うまく噛むことができないと、唾液の分泌もしづらくなります。唾液は口の

口腔・咽頭・喉頭の構造（横）

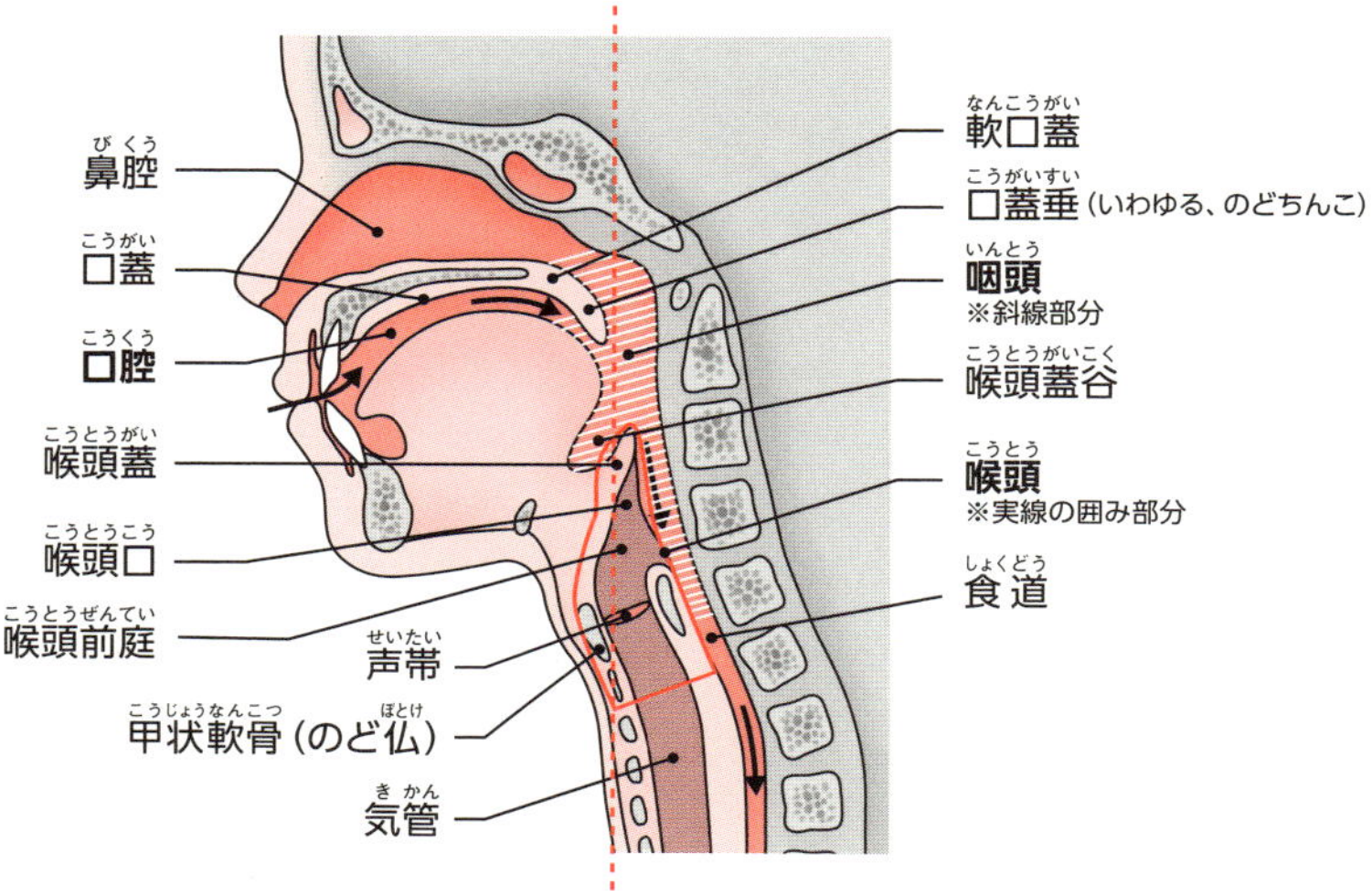

咽頭の構造（縦）

※上図の縦の点線での断面

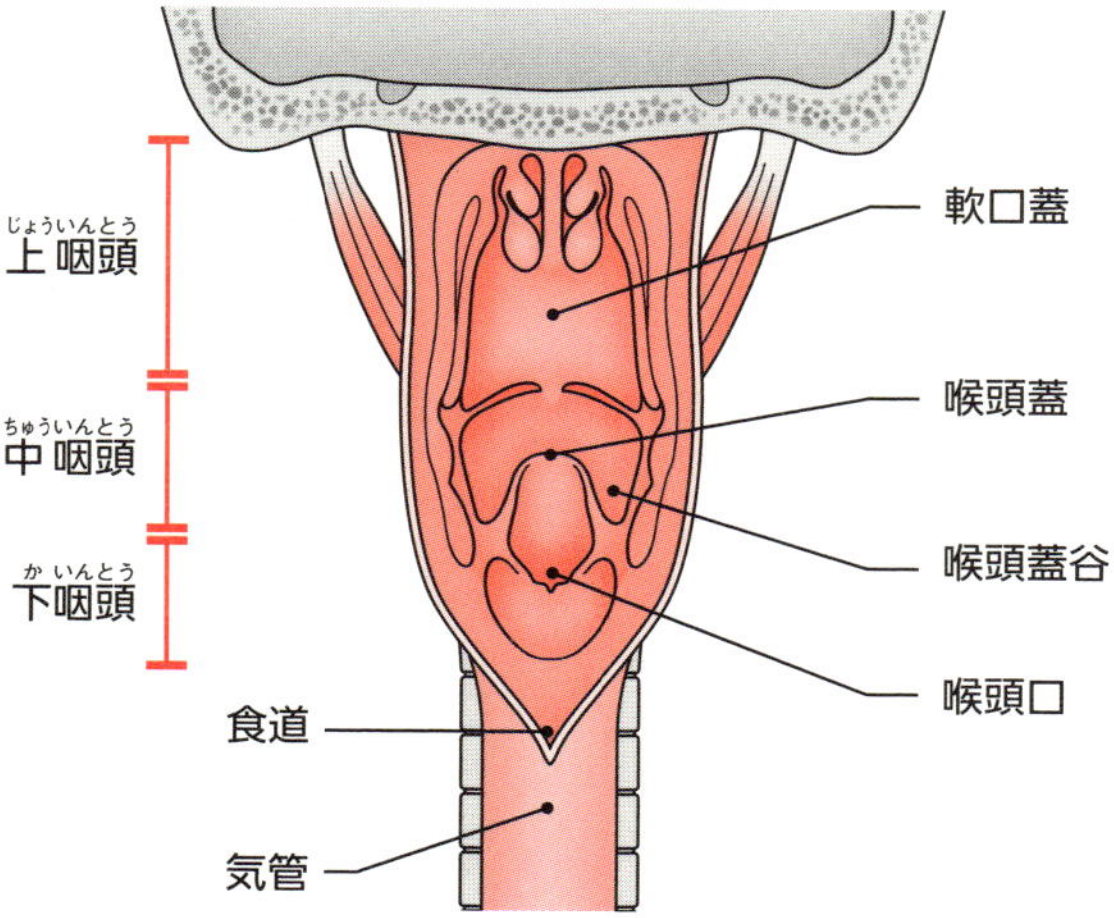

中を清潔に保ったり、飲み込みを助けたりする働きがあります。**唾液の分泌をよくすることも「飲み込み力」を維持するポイント**です（１０２ページ参照）。

●飲み込みの流れ②：咽頭

「咽頭」とは、鼻の奥から食道の入り口までつながる空気と食べものの通路です。口の内部、上あご部分にある軟口蓋《なんこうがい》より上にあり、鼻の奥に位置する部分が「上咽頭（鼻部《びぶ》）」、その先にあり、口の奥に見える部分は「中咽頭（口部《こうぶ》）」、そこから食道につながる部分である「下咽頭（喉頭部）」に区分されます。

飲み込みに関わるのは、おもに中咽頭と下咽頭の部分です。飲み込みの際に食べものが上咽頭に行かないように、上咽頭と中咽頭の境を閉じ、絞り込むように収縮して食べものを食道へ送ります。咽頭の収縮が悪くなると、のどの上がりも悪くなったり、食道の入り口を開くことができなくなったりと、多くの影響がでます。

また、**食道の入り口の開きが悪くなる（狭くなる）と、食道の入り口を適切に開閉させることができずに、のどに食べものが残ってしまい、気管に流れ込んでしまう原因にもなります。**

●飲み込みの流れ③：喉頭

喉頭はのど仏付近を指し、咽頭と気管をつないでいる部分です。のど仏は男性はすぐにわかりますが、女性でものどを触って嚥下をすると、動くのがわかります。

一般にのど仏と呼ばれる出っ張り部分は、甲状《こうじょう》軟骨と呼ばれます。頑丈につくられており、内部にある大切な気管を守っているのです。甲状軟骨の上に舌骨《ぜっこつ》というU字形の骨があり、この舌骨が喉頭と結びつき、嚥下の際の喉頭の動きをコントロールしています。**のど仏は飲み込みの機能にも大きな役割を果たす部分**です。6つの軟骨で囲まれた気道の一部であり、中央には声帯があります。喉頭は発声を支え、気道を確保し、嚥下中は挙上して喉頭を閉鎖して、気管に異物が入らないように防ぐ役割があり、「飲み込み力」を鍛える点でも非常に重要です。喉頭を持ち上げる筋肉が弱くなると、喉頭閉鎖が不十分となり、飲み込みづらい状態になります。

「飲み込み力」が低下する要因には、こうした舌、咽頭、喉頭の働きが衰えてしまうことがあるのです。

まとめ

舌、咽頭、喉頭の衰えが「飲み込み力」の低下に関わる

食べられないとさらなる悪循環に

嚥下障害から思わぬ病気に発展

加齢や脳卒中などの病気がもとになって、「飲み込み力」が低下する場合があることはすでにご紹介しましたが、ここでは嚥下がしづらくなる「嚥下困難」や、その状態がさらに進んでしまった「嚥下障害」が起こってしまった場合には、どんな危険性があるのかをお伝えしましょう。

最初にいえることは、食べることができなくなれば、からだを維持するために必要な水分や栄養を摂れなくなることです。

そもそも「食べること」自体に負担を感じ、食べるのに時間がかかるうえ、食べるという動作に疲れてしまうことで、食べることが億劫になり、食欲も落ちてしまいます。

適切に栄養が摂れないために筋力のさらなる低下を招いたり、体力や免疫力も保てなくなります。そうすると誤嚥も起こりやすくなるうえ、からだに侵入してしまった細菌やウイルスに抵抗する力も充分に働かず、肺炎やさまざまな感染症の危険性も増えてしまいます。

飲み込みがうまくできない、食べられないといった事態に陥ると、こうしたさまざ

まとめ

嚥下障害から起こる負のスパイラルに注意を

嚥下のトラブルから起こる悪循環

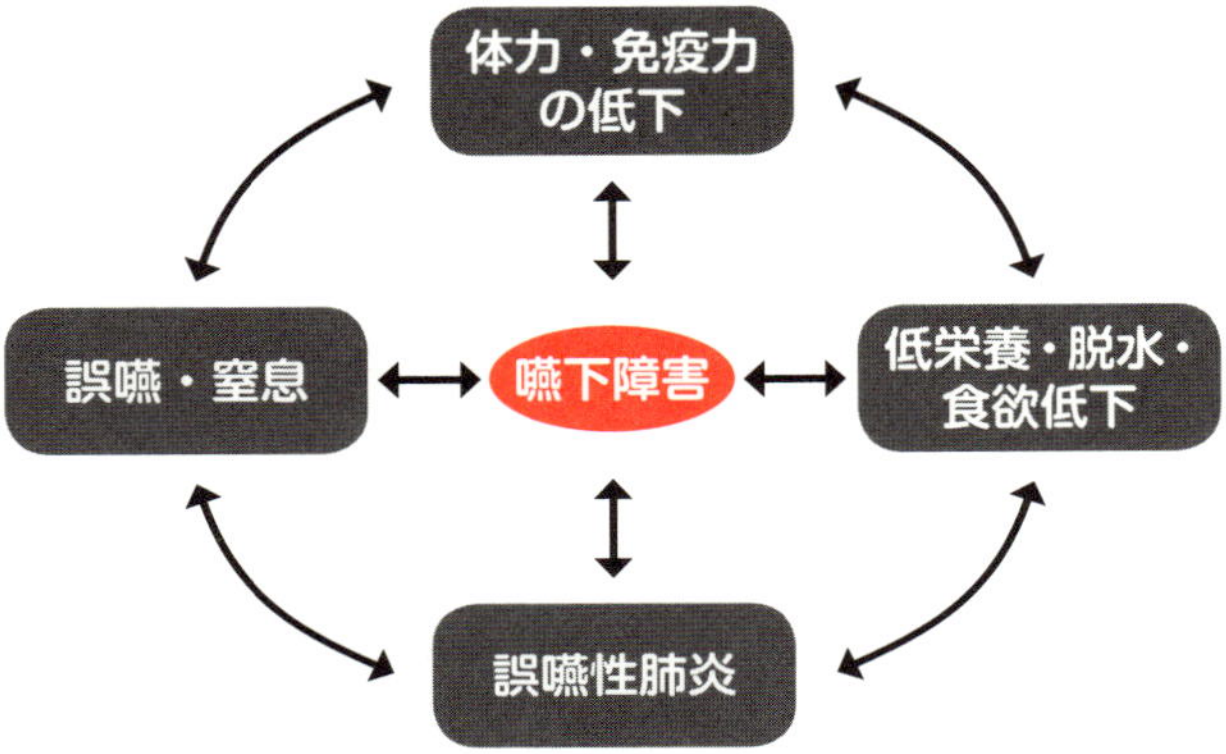

食べる力が弱くなることで、嚥下に関係するいろいろな障害がでてくる。

まな悪循環が生じやすくなります。ほかにも持病がある場合には、症状の悪化を招きかねません。

少しでも「飲み込み力が落ちてきた」「うまく食べられない」ということがわかったら、ぜひ早めに医師などの専門家に相談してください。**食べやすいものから食べる工夫や誤嚥を防ぐ手立てを知ることが重要**です。

もちろん、そうなる前に積極的にトレーニングなどで「飲み込み力」を維持することが望ましいといえます。

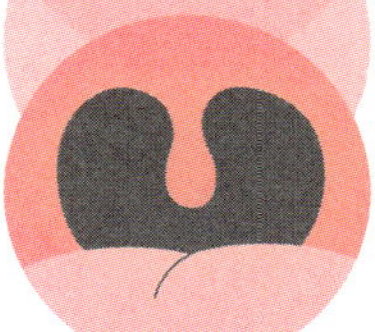

飲み込みに関わる多彩な連携作業とは

「食べるしくみ」は驚きのメカニズム

飲み込みは神経によってコントロールされた、たくさんの筋肉の連携によって起こります。「食べものが咽頭をどう通っていくのか」というしくみを、もう少しくわしく見てみましょう。

咀嚼した食べものが咽頭へ送られ、やがて「ごっくん！」と飲み込むまでの間、口やあご、のどのまわりではさまざまな筋肉や神経が協調して働いています。

飲み込むときに食べものが咽頭にさしかかると、口と咽頭の間にある筋肉がその隙間を狭めて食べものが口に逆流するのを防ぎます。同時に口の奥にある軟口蓋という部分が持ち上がり、咽頭から鼻へ食べものが逆流するのを防いでいます。

この動きに前後して、反射的に舌骨と喉頭が持ち上がり、喉頭蓋が倒れ込むことで喉頭の入り口に蓋をします。また、このとき声帯が気管の入り口を閉鎖します。この動きによって、食べものは気管に流れ込むことなく、食道から胃へと送り込まれていくのです。**ここの間は時間にしてわずか0・5秒**のことです。

ここですごいのは、**食べものの形状は液体や固体、半固体、あるいは液体と固体が**

食べるメカニズム

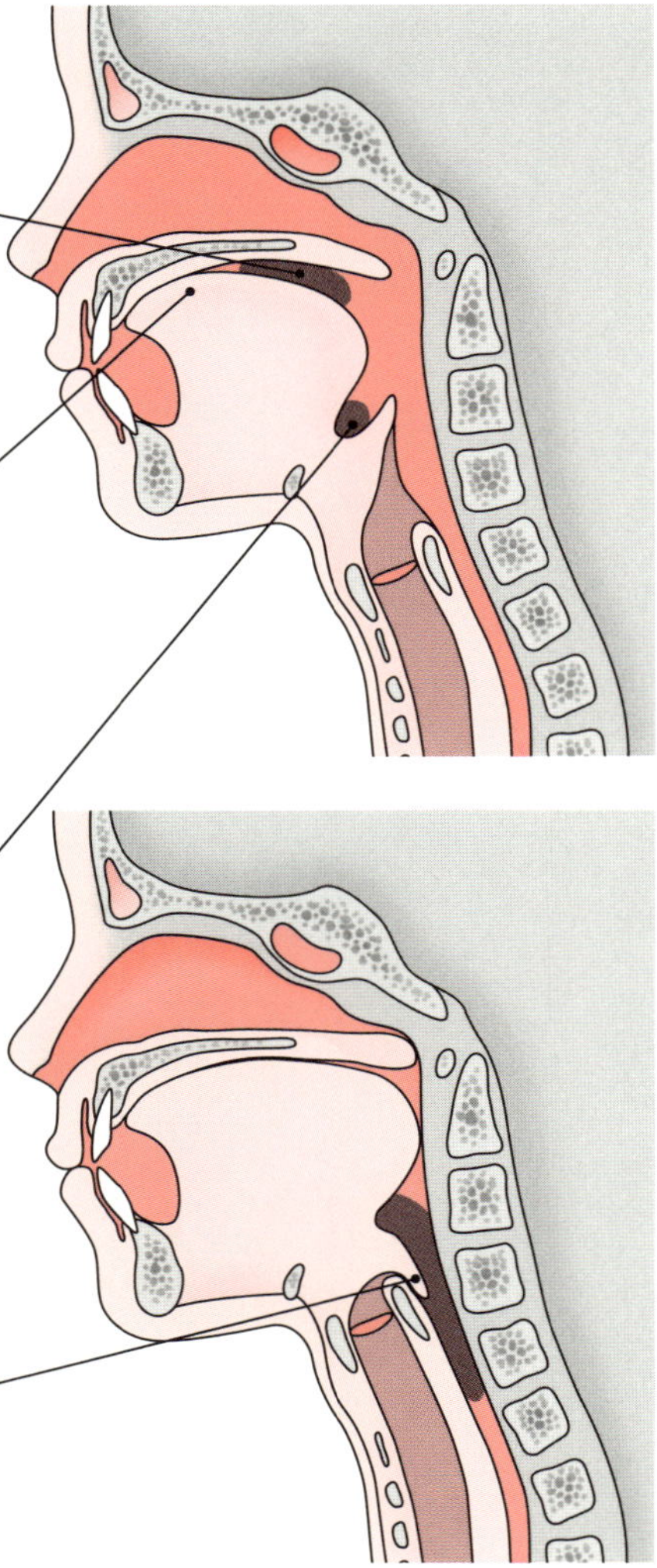

① 口腔内で食べものを咀嚼してまとめる。

② 舌が食べものを絞り込むように送り込む。

③ 食べものが喉頭蓋谷に溜められる。この間、まだ咀嚼が終わっていない食べものは、口の中で咀嚼が続けられる。

④ 飲み込むときに喉頭が気管をふさぎ、食道に食べものが流れる。

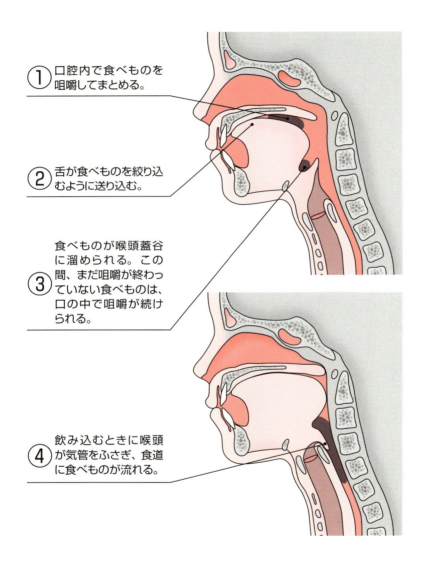

混ざったものなど、流れる速さやまとまりなどがさまざまであるにも関わらず、はかったようなタイミングで絶妙に飲み込みの作業が行なわれていることです。

その間、のどを広げたり狭めたりして、たとえるならチューブを絞るようにして、食べもの自体をスムーズに誘導していき、食道ではぜん動運動によって食べものが胃まで送り届けられます。

食事の間以外にも、唾液は一日24時間のどを流れていくので、唾液も気管に入らないようにこの作業がくり返されているのです。

こうした緻密な作業を行なうには、多数の脳神経と筋肉が動いています。それらは食べものの種類を捉え、それぞれが通過する状況に合わせて連鎖的に働くことができるようになっています。

毎日何気なく行なっている「ものを飲み込む」という行為が、いかに奇跡的なことであるか、そしてからだがじつに精巧なセーフティネットを駆使して機能を維持しているか。それを知ると、食べることがとても神聖なものに思えてくるでしょう。

まとめ

口、舌、咽頭、喉頭の連携作業で食べものは胃まで大切に運ばれる

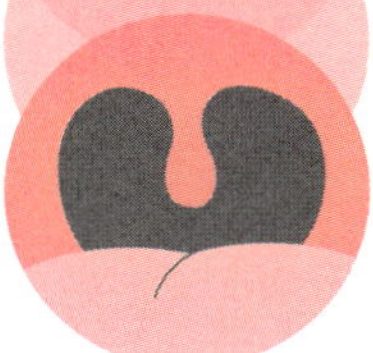

食べものと空気の交差点

食べものは食道、空気は気管へ

飲み込みにおいてさらに重要なポイントになるのは、気管と食道の入り口は同時に開くことはない、つまり〝トレードオフ（一方を行なうことで、もう一方を犠牲にしなければいけない状態）〟であることです。私たちは呼吸を長く止めれば生きていけませんから、食事をしている間も常に酸素を取り込んでいます。

しかし、**呼吸と嚥下を同じ瞬間に行なうことはできません**。本来の私たちのからだは、先ほど紹介した喉頭の閉鎖（声帯が気管の入り口を閉じ、喉頭蓋が倒れ込み、喉頭の入り口に蓋をする）で、正常な状態では誤嚥は起こらないようになっています。つまり、気管と食道の入り口が同時には開くことはないのです。

気管と食道は咽頭でつながっていますが、**基本は酸素を確保するために常に気管のほうが開いています**。そして、**食べものなどが入ってきたときだけ気管をふさぎ、食道の入り口の筋力がゆるみ、入り口を開けて、食べものを食道へと送っています**。

ところが、すでにお伝えしたように、さまざまな原因が生じると、この機能に誤作動が発生して誤嚥が起こりやすくなるのです。

まとめ

気管と食道の入り口の開きはトレードオフ

たとえば、舌の動きが悪くなって食べものが適切に咽頭へ送られなくなったり、のどの感覚が鈍くなり、入ってきた食べものに適した飲み込みのタイミングがズレます。喉頭の上がりや食道の入り口の筋肉のゆるみが不十分だと、食べものを誘導する力が弱くなり、嚥下が起こる前、あるいは嚥下中に食べものが気管のほうに流れ込んだりします。

また、正常に飲み込みができないと食べものがのどに残ってしまい、嚥下が終わって喉頭の蓋がもとに戻るときに、食べものが気管のほうに流れ込んでしまうこともあります。

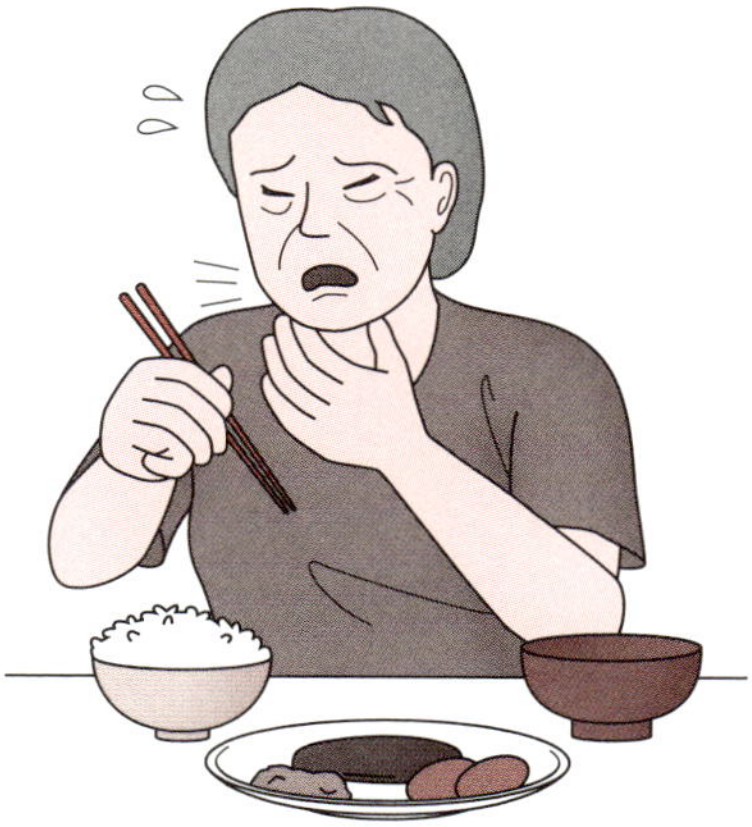

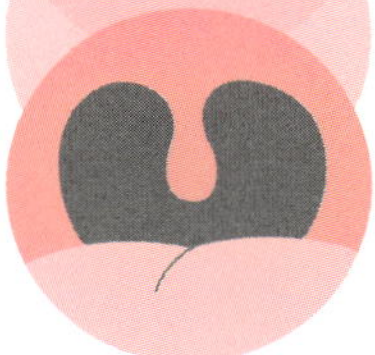

なぜ人間だけ嚥下障害になるのか

人間ならではの嚥下のしくみ

人間が複雑な嚥下のしくみを備えているのは、進化の過程でよつばいから二本足で立って歩くようになったことが関係しています。その変化は、あごが小さくなり喉頭の位置が下がり、口腔から続く境界のない咽頭腔《いんとうくう》を持つようになったことです。結果としてその部分が〝共鳴空間〟になり、いろいろな声を出せるようになりました。つまり人間という生物は、進化の過程で「いい笛を持つことができるようになった」ために、言葉を手に入れたのです。

ところが、**話すにも食べるにも同じ咽頭を使うので、安全に食べるために空気の通り道と食べものの通り道の切り替えを、動物よりもさらに精密に行なうことが必要となり、人間ならではの複雑な嚥下のしくみを獲得した**のです。じつは、**人間は液体と固形物では、飲み込み方を変えています**（42ページ参照）。

人間は発達した脳と神経の働きでその機能を成り立たせていますが、これは〝もろ刃の剣〟でもあり、加齢により機能低下が起こると誤嚥の危険にもつながります。ですから動物も「飲み込み力」の低下は起こりますが、人間はより誤嚥が起こりやすいのです。

まとめ

人間が誤嚥を起こしやすいのは、二本足で歩くようになった進化の過程に原因が

のどの構造の違い－人間とウマ－

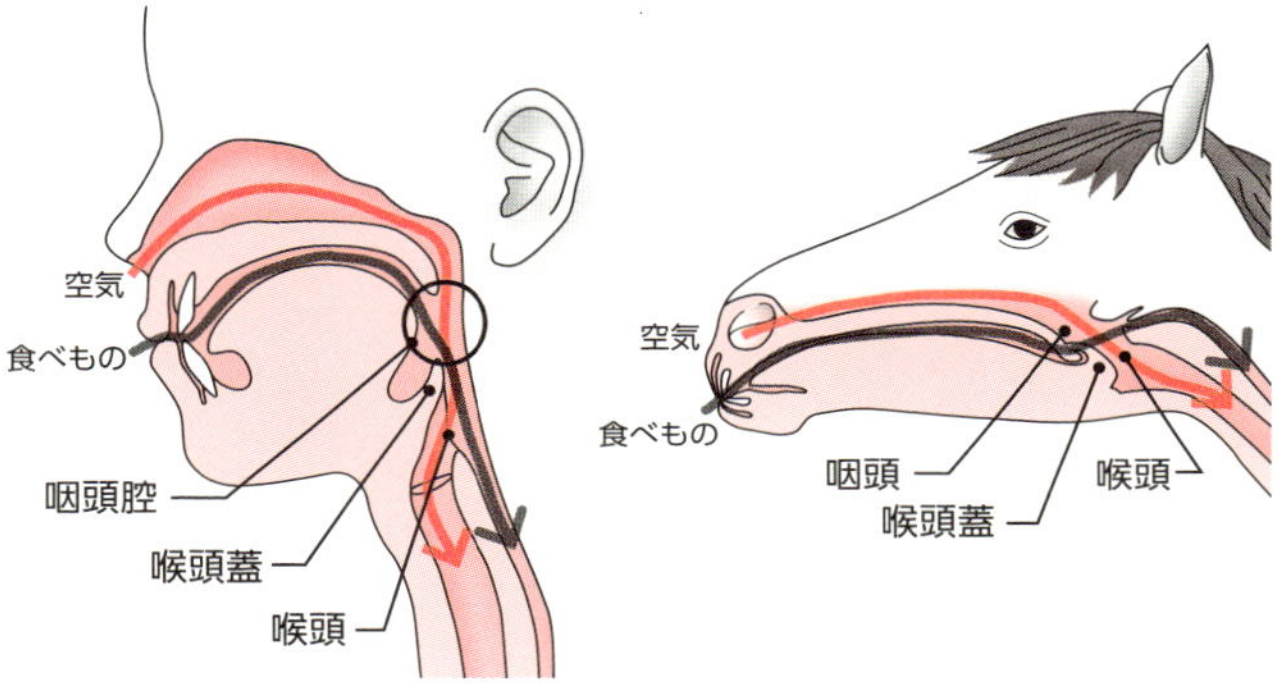

人間の喉頭はウマなどの動物と違ってのどの奥にあるため、食べものの経路と空気の経路が交差する部分が多く、誤嚥を起こしやすい。

ちなみにある程度二本足で歩くことができるチンパンジーは、ウマやイヌよりは喉頭が低い位置にありますが、人間の喉頭はさらに奥深くに位置しています。ですから彼らは二足歩行ではあっても、複雑な発声ができる状態にはなっていません。

また、興味深いのは、人間の赤ちゃんも生まれてすぐは喉頭の位置が高く、お母さんのおっぱいを飲みながら、同時に呼吸ができます。1歳半頃になると、喉頭が下がり始めます。一般的には離乳食を終え、乳歯が生えそろいつつある時期に、大人と同じような嚥下ができるようになります。

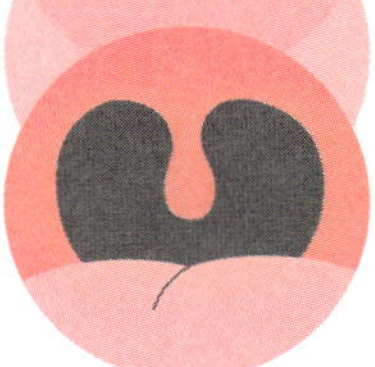

食べものの形状によってどう違うのか

咀嚼嚥下と液体嚥下

何を飲み込むのか、その違いによって**人間の嚥下のしくみは「咀嚼嚥下」と「液体嚥下」の2種類**に分かれます。

ほかの哺乳動物と共通している飲み込み方が「咀嚼嚥下」です。口に食べものを取り込んだあと舌が食べものを奥歯へ運び、咀嚼が始まります。咀嚼しながら食べものは、舌の上で唾液と混ぜ合わされながらまとめられて、咽頭へ送られます。そして、咽頭に送り込まれた食べものは、喉頭蓋谷に溜められます。この間、まだ咀嚼の終わっていない食べものは咀嚼が続けられ、喉頭蓋谷にある程度食べものが溜まると嚥下が起こり、食べものは食道へと送られます。この飲み込み方を「プロセスモデル」といいます（44ページ図参照）。

ほかの哺乳動物は、液体も固形物もすべてこのプロセスモデルで嚥下します。

しかし、人間の場合は、水やお茶などの液体にはこのプロセスモデルの飲み込み方は通用しません。

なぜなら、人間の喉頭蓋谷では液体を長く保持できない構造だからです。固形物は

2つの飲み込み方法

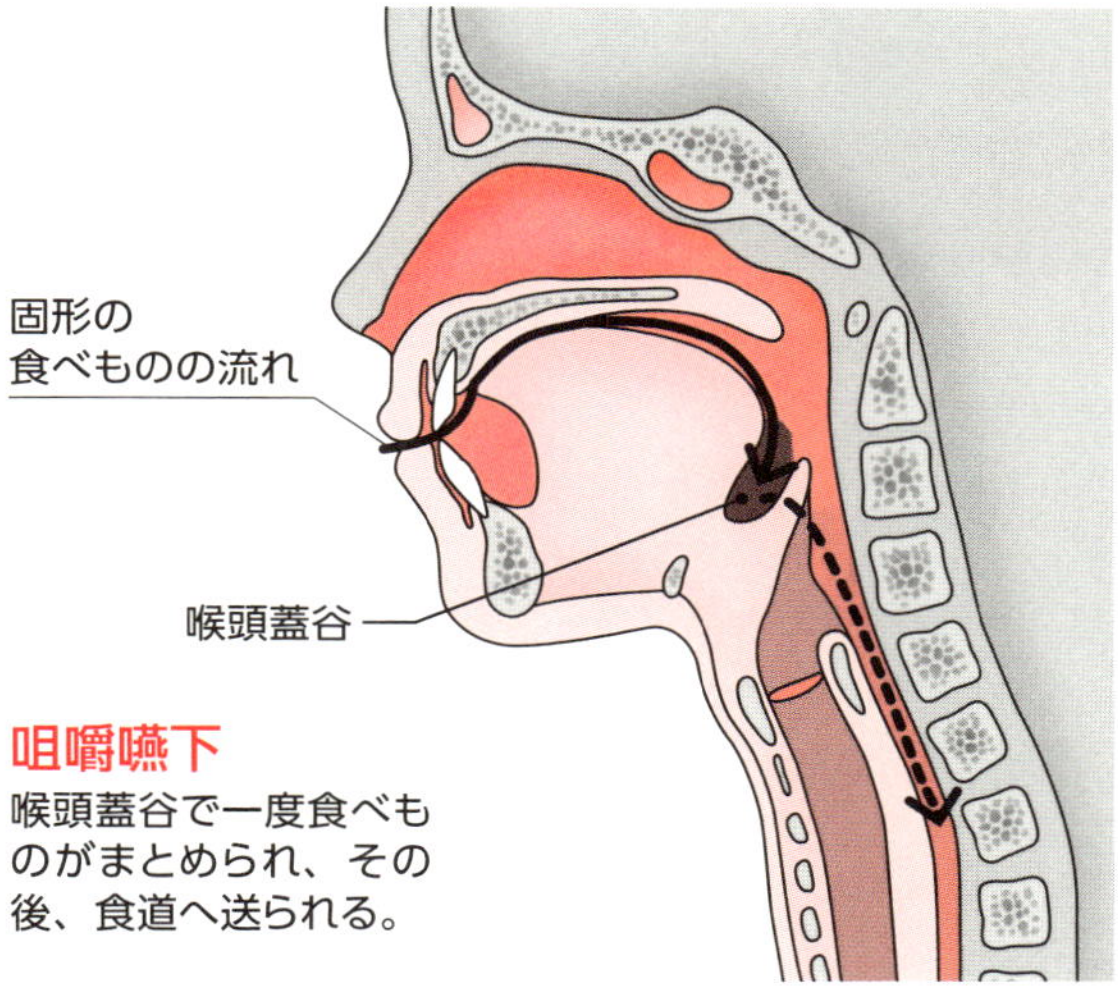
固形の
食べものの流れ
喉頭蓋谷
咀嚼嚥下
喉頭蓋谷で一度食べものがまとめられ、その後、食道へ送られる。

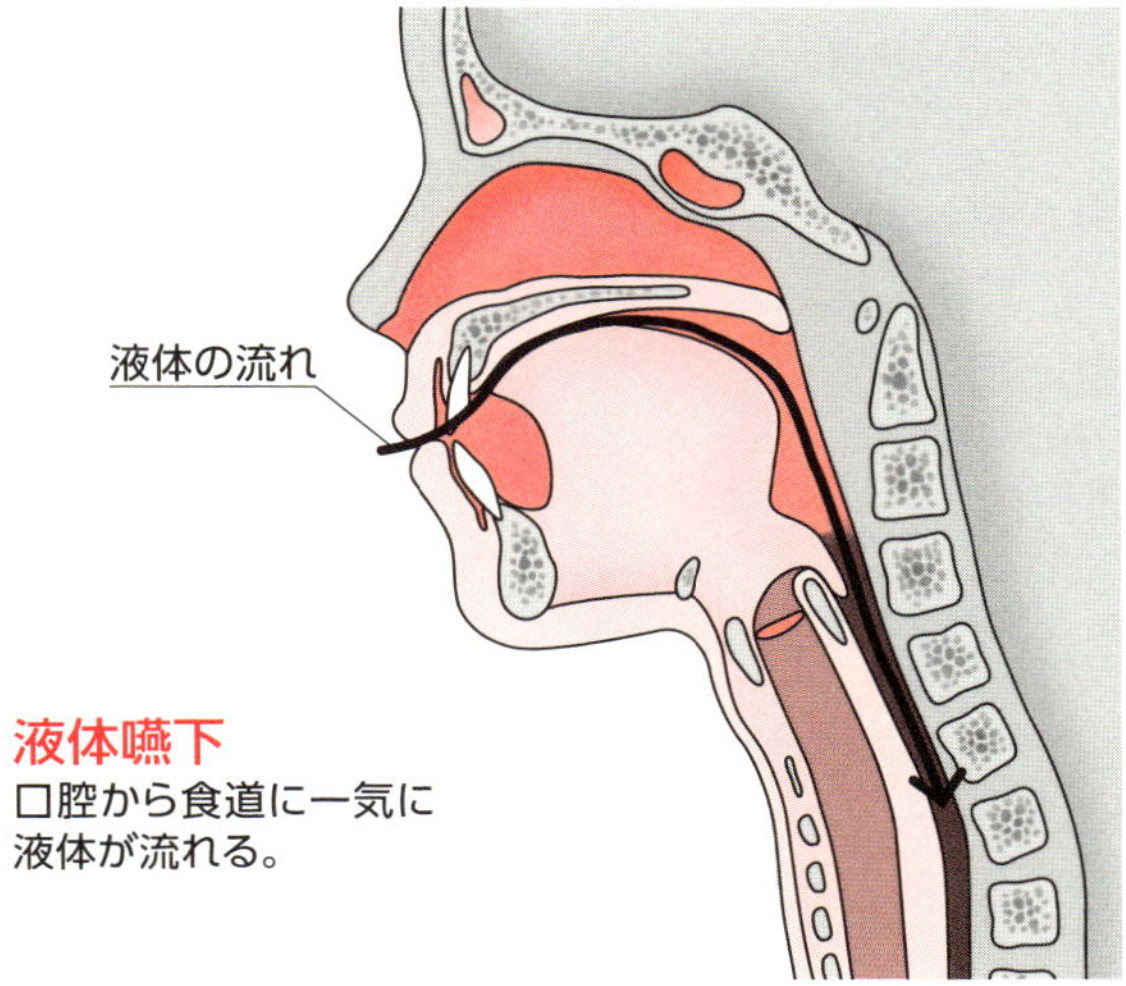
液体の流れ
液体嚥下
口腔から食道に一気に液体が流れる。

咀嚼嚥下と液体嚥下の違い

液体嚥下
（4期連続モデル）

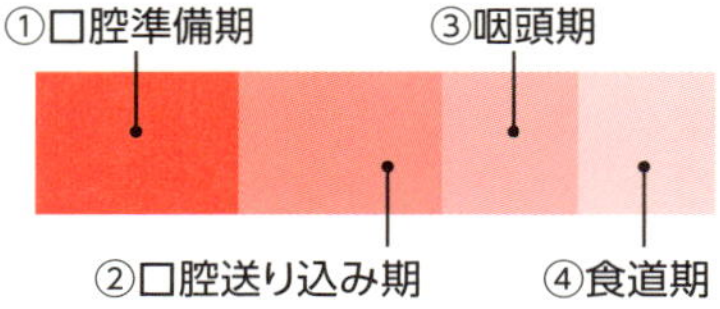

① **口腔準備期**
食塊を形成して、舌をカップ状にして、硬口蓋の前方にまとめる。

↓

② **口腔送り込み期**
舌を前方から後方へ押しつけ、食塊を咽頭に送り込む。

↓

③ **咽頭期**
喉頭前庭と声帯が閉じられ、喉頭蓋が反転し、食道の入り口が開口する。この一連の流れが 0.5 秒以内に起こる。

↓

④ **食道期**
食塊が食道に入ると、喉頭への逆流を防ぎながら食塊を胃に送り込む。

咀嚼嚥下
（プロセスモデル）

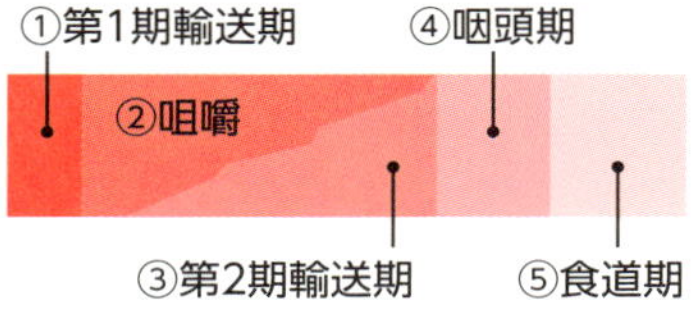

① **第1期輸送期**
舌のプルバック運動によって、食べものが臼歯部へ運ばれる。

↓

② **咀嚼**
咀嚼により、食べものが細かく粉砕され、唾液と混ざり、嚥下しやすい形状（食塊）になる。

↓

③ **第2期輸送期**
食塊は舌の中央にのせられ、舌の絞り込み運動によってくり返し中咽頭に送られて溜められる。

↓

④ **咽頭期**
喉頭前庭と声帯が閉じられ、喉頭蓋が反転し、食道の入り口が開口する。この一連の流れが 0.5 秒以内に起こる。

↓

⑤ **食道期**
食塊が食道に入ると、喉頭への逆流を防ぎながら食塊を胃に送り込む。

溜めることができますが、液体はあふれて気管のほうへ流れ込んでしまうリスクが多いのです。そのため、人間は液体のようなものを飲むとき、人間独自の飲み方である「液体嚥下」を進化させたのです。その特徴から、「ひと口（命令）嚥下」とも呼ばれます。

液体嚥下は、咽頭に溜めずに一気に口腔から咽頭、食道に送り込む方法で、口腔準備期、口腔送り込み期、咽頭期、食道期の４つのステージからなるため「４期連続モデル」とも呼ばれます（右ページ図参照）。

これは一見簡単なようですが、じつは「飲み込み力」が低下した人にとって、さらさらした飲みものはタイミングがはかりにくい、とても難しいものになります。

つまり、人間は２つの嚥下方法を持ち、食べものか飲みものかでそれを使い分けていますが、「飲み込み力」が低下した人では、味噌汁や具材の多いスープのように食べものと飲みものを同時に摂取するような場合にはその制御が難しく、誤嚥が起こりやすいのです。

まとめ

液体の嚥下と、食べものの嚥下は違う方法がとられている

嚥下には口腔と咽頭の感覚も大切

正常な嚥下機能を守るさまざまな働き

人間が複雑なしくみを備えて嚥下を行なっていることを説明してきましたが、こうしたしくみは健康なときにはとくに意識することのない〝反射的〟なしくみです。「反射」とは、ある刺激に対して、からだが自然にとる反応のことです。そのため日頃はほぼ無意識に行なっています。

たとえば、**飲み込みをスムーズに行なうために大切なのは「嚥下反射」**です。食べものが口に入ると、口腔内や咽頭内部の粘膜の表面にある受容体がセンサーとなって、食べものの量や形状を正確に感じとります。その刺激が情報となって脳の嚥下中枢に送られ、のどの筋肉や喉頭の筋肉に指令が伝わり、状況に応じた嚥下反射が起こります。液体と食べもので対応が違うのも、必要に応じて適切な嚥下のしくみが機能するようになっているためです。

私たちが口に入れる食べものには、さまざまなタイプがあるので、液体に固形物が含まれるスープや味噌汁のようなものは、液体は液体として処理され、固形物は咀嚼され、状況に応じた嚥下が行なわれる必要があるのです。

しかし、口腔や咽頭の感覚が低下すると、食べものや飲みものが、のどに入っても嚥下反射が起こるのが遅くなったり、起こらなくなったりします。

また、**誤嚥しそうになって咳がでるのも反射**です。「咳反射（咳嗽《がいそう》反射）」と呼ばれ、のどや気管が刺激されたときに異物を外に出そうとして起こる反応です。ただし、のどや気管の感覚が衰えると、この反射も起こりにくくなり、咳がうまくできなくなってしまいます。咳をするの機能も、のどを守るための大切な機能であり、細菌・ウイルス感染や誤嚥を防ぐために、からだが本来持っている自然な反応なのです。

また、**咽頭にものが触れたときに、「おえっ」と嘔吐が起こる反射**もあります。「咽頭反射」と呼ばれ、これもからだに異物が入るのを防ぐ大切なしくみです。

こうした精巧なしくみによって、からだは必要なものを取り込み、異物を排除する機能を保っています。

このように、「飲み込む」「むせる」というしくみは、からだを守るための精巧なメカニズムであるといえるでしょう。

まとめ

さまざまな種類の「反射」はからだを守るための大切なしくみ

Column

高齢者が注意すべき「フレイル」とは……

高齢者にみられる嚥下障害の原因は、加齢によるものばかりではありません。
「フレイル」という言葉を耳にしたことはあるでしょうか。「フレイル」とは、英語で老衰や虚弱を意味する「Frailty」が語源で、日本老年医学会が提唱したものです。

高齢者にみられる「フレイル」は、多くの臓器の予備能力が低下し、いろいろな変化に対して、柔軟に働くことができていない状態をあらわします。また、身体的な変化だけではなく、うつや意欲低下などの精神面や、独居などの社会的環境も影響しています。「フレイル」の原因としてもっとも可能性が高いものが、「サルコペニア」と栄養不良です。「サルコペニア」は加齢や病気、運動不足、栄養不足などによって筋肉量が減少する症状のことです。

栄養障害を伴う「フレイル」は手足の筋だけに起こるものではなく、嚥下に関係する筋にも影響を及ぼし、嚥下機能を悪化させます。低栄養状態が意欲低下、活動低下を引き起こし、サルコペニアとなり、活動性をより低下させ、摂食意欲の低下、嚥下機能の低下という負のスパイラルを引き起こすのです。

このため、高齢者の嚥下障害に関しては、栄養管理も重要な課題です。栄養バランスのとれた食事を適切な量摂取し、低栄養や脱水を防ぐことで、「フレイル」による悪循環を回避することにもつながります。

これが、年齢を重ねても嚥下機能を維持させることができる重要なポイントのひとつです。

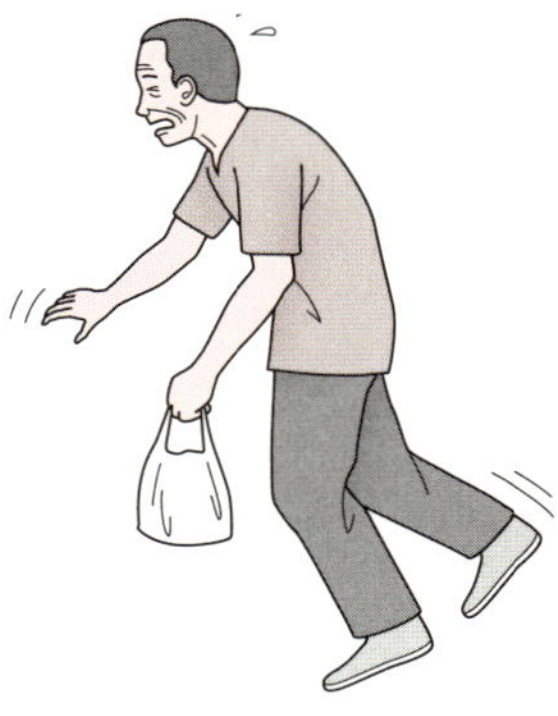

第2章

急増している誤嚥性肺炎はなぜ起こるのか？

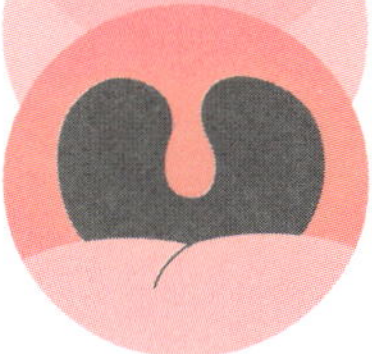

高齢者の肺炎のほとんどは誤嚥から

誤嚥に伴って起こる症状とは

食べものや飲みものが気管に入ってしまう「誤嚥」。これほど危険視されているのは、肺炎の引き金になり、それがもとで生命を脅かすことさえあるからです。

誤嚥が起こるのは、舌や咽頭と喉頭などの「飲み込み力」を維持している部位の運動機能の低下や、脳血管の病気などで神経がダメージを受け、必要な反射が起こらなくなることが原因です。それ以外にもパーキンソン病や筋《きん》萎《い》縮《しゅく》性《せい》側《そく》索《さく》硬《きょう》化《か》症《しょう》（ALS）を含む神経疾患や、重症筋無力症や筋ジストロフィーなどの筋疾患、飲み込みに関連する口腔・咽頭・食道のがんによる影響や、認知症により食べものを認識できなくなる場合もあります。

また、薬の副作用も原因のひとつです。抗精神病薬や睡眠薬、抗うつ薬、抗不安薬の中には、口の中が乾いたり（口渇《こうかつ》、口腔乾燥症）、筋力を低下させたり（筋弛緩作用）、異物に対抗して咳を起こす反射機能や、飲み込み機能を低下させてしまう作用を持つ薬があるのです。このように、誤嚥につながる要因はじつにさまざまです。

高齢になると喉頭の位置そのものが下がるため、誤嚥を起こしやすくなります。誤嚥の一歩手前の段階として、食塊が喉頭の内部、気管につながる声帯の上まで入り込んでしまうことを「喉頭侵入」といいます。このとき、異物が入ったことを感知して咳の反射が起こって少しでも排出できればいいのですが、**飲み込み力が低下すると、のどの感覚が衰えたり、咳反射が起こらない「不顕性《ふけんせい》誤嚥」を起こしている場合があります。これは肺炎につながるケースの半数以上ともいわれています。**

誤嚥を起こしているサインのひとつとして、食事中などに「声が変わる」という症状が起こることがあります。これは「嗄声《させい》」と呼ばれ、かすれたりガラガラとした声になりますが、誤嚥した食べものの一部や気道からの分泌物が声帯にはりついて、声帯の振動を阻害してしまうために起こります。

また、誤嚥によって起こるのは、肺炎ばかりでなく気管支炎などの場合もあり、気管に入ってしまった食べものは、気管内部で炎症を生じたり、それによって痰が増えたりすることがあります。くり返すことで肺炎の危険性が増すため、気付いたら早めに対策をとるようにしましょう。

まとめ

誤嚥によって声質が変わったり気管支炎を起こすこともある

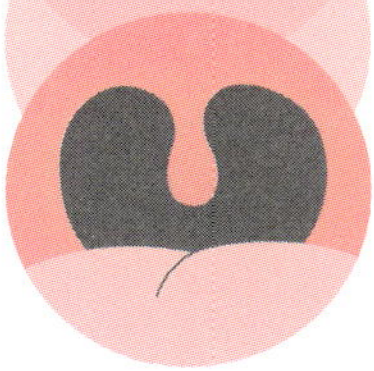

意外と気付きにくい誤嚥性肺炎の症状

こんな症状があったら注意！

「嚥下障害」に至ると、食べたものがスムーズに飲み込めないことで、さまざまな症状が起こります。むせたり、咳や痰が増えたり、のどに食べものが残って違和感を覚えるといった症状です。

●嚥下障害が起こり始める状況

◉食事や会話中によくむせてしまう
◉言葉が聞き取りにくくなったと言われる
◉飲み込んだつもりでも、口の中やのどに食べものが残っている
◉咳や痰がよくでる
◉痰に食べカスが混じる
◉食事に時間がかかるようになった
◉食べたり飲んだりすると、のどにものが詰まったように感じる
◉夜間に咳き込むことがある

これまで飲み込みの問題は、脳卒中などの病気の後に嚥下障害になってしまった場合を除いてあまり対策がとられてきませんでした。飲み込みがうまくできていないことには気付いていても、対策をとることもなく漫然と機能低下に至ってしまうことも多いのです。

うまく食べられなくなったのも「食の好みが変わった」と片付けてしまい、あるいは単に「体調がすぐれないから」と思い込んでしまうこともあります。気付いても、どうしていいかわからなかったというケースも多いでしょう。飲み込みのトラブルから誤嚥が起き、誤嚥性肺炎に至ると、次のような症状があらわれます。

●誤嚥性肺炎が起こったときの症状

◉なんとなく元気がない
◉からだがだるく疲れやすい
◉悪寒《おかん》、発熱
◉激しい咳と黄色や緑色の痰がでる
◉呼吸がつらく、息苦しい

こうした**症状は風邪と間違いやすく、市販の風邪薬を飲んでやり過ごしてしまったり、医療機関を受診しても「慢性の風邪」などと診断され、誤嚥が原因となって肺炎を発症していることに医師でも気付かない場合さえあります。**

「風邪をひいたから、栄養を摂ろう」などと思って無理に食事をしても、飲み込みの問題が解決しなければ同じことをくり返すだけです。大切なのは飲み込みの問題に早く気付いて、のどまわりの筋肉を鍛えるトレーニングをしたり、食事の内容や摂り方を変えたりすることなのです。

●飲み込みがうまくいっていないと思ったら

日々の食事がひとまず摂れているなら、「飲み込み力」セルフチェック（10ページ参照）に取り組み、今後の機能低下を予防するために第3章で紹介する口のどトレーニングをぜひ行なってみてください。

しかし、飲み込みがスムーズにいっていないという自覚があり、改善したいがどうしたらいいかわからない、あるいはすでに肺炎を起こしてしまったことがあり、状況をくわしく知りたい場合には、ぜひ早めに医療機関を受診して医師や専門家に相談をしてください。

まとめ

咳やむせることが多くなったと感じたら 一度医師や専門家に相談を

病院によっては「嚥下外来」や「飲み込み外来」、あるいは「摂食嚥下センター」などを設置しているところもありますが、機能回復のためにはリハビリテーション科のある病院が望ましいといえます。ただし、お住まいの地域にもよりますので、まずはかかりつけ医などがいれば相談してみるとよいでしょう。

受診の際に医師に伝えることは「現状どんな問題が起こっているか」「どんな食べものがうまく飲み込めないか」などです。実際に誤嚥が起きているかどうかなども調べて、対策を立てることができます。

嚥下の問題には、さまざまな問題が関わっているため、医師、歯科医師、言語聴覚士（ＳＴ）、看護師、栄養士、歯科衛生士、薬剤師、さらに、理学療法士（ＰＴ）、作業療法士（ＯＴ）などさまざまな専門職種が関わり、チーム医療で改善を目指します。

ほかの病気があれば、その治療と並行して行ない、嚥下機能の改善ケアを受けるなど、取り組み方法は人によってさまざまです。

唾液や胃からの逆流も原因に

誤嚥性肺炎を起こすしくみ

誤嚥が原因で起こる肺炎について、もう少し知っておきましょう。誤嚥にも種類があります。「飲み込み力」の低下によって食道に入るべき食べものが間違って気管に入ってしまう「**食物誤嚥**」、唾液が気管に入ってしまう「**唾液誤嚥**」、さらに夜間などに胃の内部にある食べものが逆流してしまう「**胃食道逆流症（GERD）による誤嚥**」があります。いずれも何度もくり返すことで、肺炎の発症につながる可能性があります。

●唾液で誤嚥が起きる場合

食べものだけではなく、唾液が原因になるというのは意外に思われるかもしれません。唾液は消化を助けるだけではなく口の中を潤す役目もあり、昼夜を問わず分泌されています。

私たちのからだは、常に呼吸を行なうために気管のほうが開いており、食道の入り口はものを飲み込むとき以外は閉じられていますが、唾液についても必要に応じて飲み込みの機能が働きます。気管の入り口周辺には、唾液が溜まる場所があります。そ

誤嚥性肺炎が起こるメカニズム

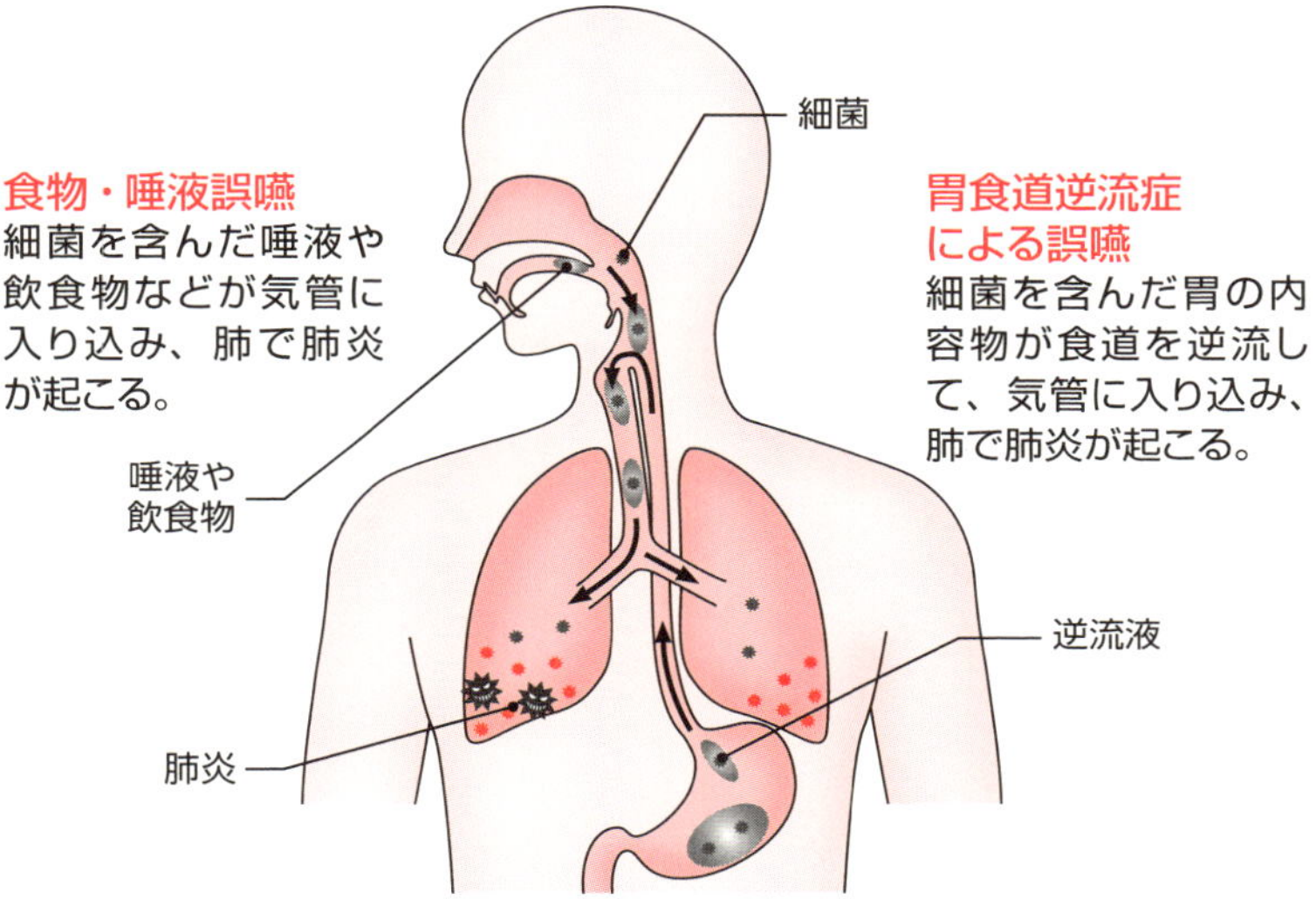
食物・唾液誤嚥
細菌を含んだ唾液や飲食物などが気管に入り込み、肺で肺炎が起こる。
細菌
胃食道逆流症による誤嚥
細菌を含んだ胃の内容物が食道を逆流して、気管に入り込み、肺で肺炎が起こる。
唾液や飲食物
逆流液
肺炎

こは気管をはさむようにして左右に分かれており、ここに一定の唾液が溜まると、寝ている間でも嚥下反射が起きて飲み込まれるようになっています。

ところがこの反射がうまく起こらなくなると、唾液が気管に入りやすい状態になります。本来は寝ている間でも異物を感知すれば咳の反射が起こるものですが、**むせたり咳がでることのない危険な「不顕性誤嚥」の状態になると、そのまま咳き込むこともなく唾液が気管に入ってしまう**のです。唾液には肺炎の原因菌や、歯周病の原因菌なども混じっています。誤嚥性肺炎の多くは、**食事よりもむしろ睡眠中の菌の混ざった唾液の誤嚥がきっかけになることが多い**ともいわれています。

●胃酸の逆流から誤嚥につながる場合

胃食道逆流も寝ている間に起こることが多いものです。症状は胸やけやチクチクとした痛み、呑酸《どんさん》（胃酸によるゲップがでる状態）が、のどや口のあたりまで上がってきたり、胃の上あたりがつかえるような感覚です。胃の内容物には、胃液が含まれています。胃液は強い酸性のため、逆流すると食道の粘膜に炎症を起こします。

胃酸の逆流は、飲み込みに問題のない世代でも、欧米型の食生活や食べ過ぎで胃酸の分泌が過剰になることで起こしやすくなります。ストレスの多い生活を送ったり、肥満で腹圧がかかる場合、食道裂孔《れっこう》ヘルニアなどにより胃の入り口である噴門括約筋《ふんもんかつやくきん》がゆるんでしまうことで起こります。胃や食道の切除手術を経験している人も、同様に逆流を起こしやすくなります。病気としては別のものですが、結果として胃酸の逆流が生じる点は同じで、逆流に加えて誤嚥が起こると、逆流してきたものが食道を傷めるだけでなく気管に入り込むことによって、肺炎のリスクが上がるのです。

対策としては**食後はすぐ横にならない**ことや、**寝るときに上半身を高くする**ことが有効です。あまりに傾けすぎると寝つきにくいと感じるかもしれませんが、15度くらいまでであれば、それほど影響がないとされています。

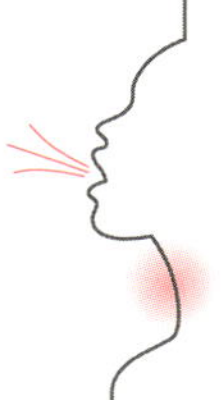

まとめ

肺炎の原因や治療方法も さまざまな種類がある

●肺炎にも種類がある

肺炎は、その症状が風邪と似ているために、風邪をこじらせて起こる感染症の一種と思われることが多いのですが、原因や症状によってさまざまな種類があります。

誤嚥性肺炎は食べものや唾液などに含まれる細菌による「細菌性肺炎」と、胃酸の逆流で気道の粘膜や肺の組織がダメージを受ける「化学性肺炎」のタイプに分けられます。

誤嚥性肺炎以外の場合は、肺炎を起こす原因によって、肺の内部の肺胞ではなく間質に炎症が起こる「間質性《かんしっせい》肺炎」や、薬の影響による「薬剤性肺炎」などがあります。

誤嚥性肺炎は、肺炎といっても人から人へ感染するものではありませんが、超高齢社会の到来により増加の一途をたどっています。**肺炎による死亡者の96％は65歳以上の高齢者**というデータもあります。

症状の程度や原因菌などにより治療もさまざまですが、原因菌に対する抗生物質を使って治療を行なうのが一般的です。

ガイドラインには「治療しない」選択肢も!?

病原菌が原因になる肺炎とは

肺炎の種類はさまざまですが、細菌が原因となって起こるものがやはり多く、その原因菌も多彩です。もっともよく知られているのが「肺炎球菌」です。ワクチンが開発され、一度接種すると5年間は効果が持続するとされています。

ただし、肺炎球菌といっても90種類以上の型があり、ワクチンがそのすべてに対応するわけではありません。しかしながら、ある程度起こりやすい肺炎につながりやすい型に対応したものであり、ワクチンの接種は一定以上の予防効果があるとされています。

肺炎球菌以外に肺炎を引き起こす原因菌には、インフルエンザ桿菌《かんきん》や連鎖球菌、肺炎桿菌の一種であるクレブシエラ、真菌などさまざまな菌があります。私たちは日々さまざまな菌に接触していますが、本来からだが備えている免疫力によって発症しない場合がほとんどです。

しかし、誤嚥を引き起こしている人は、免疫力も低下している場合が多く、通常より感染しやすくなっています。

肺炎予防のためのケア

感染予防

①うがい・手洗い・マスクの着用
②歯磨きなどの口腔ケア
③誤嚥を防ぐための飲み込み機能の改善

予防接種

肺炎を悪化させないために
ワクチンなどの予防接種を受ける

肺炎の治療は、原因となる菌を特定したうえで抗生物質（抗菌薬）を用います。しかし、たびたび感染を起こすのも誤嚥性肺炎の特徴であり、抗生物質が効かなくなる「耐性菌」があらわれることがあります。

こうした厳しい現実の中で、苦肉の策ともいえる提言を盛り込んで注目を集めたのが、２０１７年４月に日本呼吸器学会から発表された『成人肺炎診療ガイドライン』です。肺炎にかかるたびに体力を消耗し、薬の効かない耐性菌の登場によって治療が困難になる現実に際し、「**何度もくり返す場合や終末期の場合には、抗菌治療よりもＱＯＬを重視した緩和ケアを選択する方法もある**」という趣旨の提言が加えられたのです。

まとめ

誤嚥性肺炎治療の厳しい現実を知ると誤嚥を予防することこそが、最重要といえる

脳血管のトラブルで飲み込み機能が低下

見逃されがちな脳血管疾患

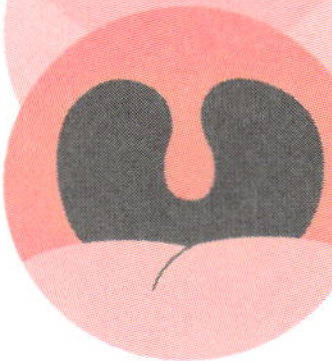

飲み込みの機能低下は高齢者に多く起こりますが、その原因は必ずしも加齢によるものだけではありません。脳卒中などの脳血管疾患は、年齢に関係なく嚥下中枢に影響を及ぼすため、精密な嚥下の機能がスムーズに働かなくなって誤嚥につながる大きな原因になります。

●どんな病気？

脳血管疾患とは、脳血管が切れたり詰まったりして、脳組織の一部が機能しなくなってしまう病気の総称です。具体的な病名でいえば、脳梗塞や脳出血、クモ膜下出血などの脳卒中があります。

脳の中でも、トラブルが起こった血管の場所によって、その後の症状や後遺症の有無も異なってきます。脳血管疾患が起きても、問題なく回復して何の後遺症がない場合もあれば、嚥下反射をコントロールする延髄《えんずい》に損傷を受けたことで飲み込みがうまくできなくなる場合もあり、症状はさまざまです。

脳血管疾患の分類

脳出血

脳内出血
クモ膜下出血

脳梗塞

アテローム血栓性脳梗塞
（分枝粥腫型梗塞（BAD）を含む）
ラクナ脳梗塞
脳塞栓
静脈梗塞
出血性脳梗塞

脳血管疾患の多くは、血管の状態によって発症する場合も多いため、生活習慣病の一種として、ある程度の予防はできます。健康に配慮した生活をしていても発症する人はいますし、暴飲暴食を続けていても発症しない人もいます。

しかし、血管をよい状態に保っていれば、可能性としては脳血管疾患にかかる確率は抑えられるといえます。

●無症候性脳梗塞とは？

実際に脳血管に問題が起こったとしても、意識を失って救急車で運ばれるほど重篤な場合もあれば、発症していることに気付かないくらい軽い場合もあります。

第1章では脳血管に起こった微小な脳梗塞などで、大きな症状のない場合を「隠れ脳梗塞」として気付かないことがあると紹介しました（25ページ参照）。こうした状態を医学的には「無症候性脳梗塞」といいます。自覚症状はなくても、40代、50代あたりから脳のMRI検査などを行なえば、脳の画像の中に、ぽつんと小さな点が浮かび上がるように小さな脳梗塞がいくつも認められることがあります。

こうした**無症候性脳梗塞がある人の場合、さらに大きな血管で脳卒中を引き起こしたり、あるいは認知症を発症するリスクが高まる**ことがわかっています。

●損傷を受けた場所による違い

ここで重要なのは、脳血管疾患によって神経がダメージを受けた場合、場所によって、その後の脳への影響が変わってくることです。

脳は全身の司令塔としてあらゆる機能を司っていますが、対応する機能ごとに感覚野、運動野などと領域（領野）が分かれています。飲み込みに対応する嚥下中枢は脳幹の一部である延髄にあります。

少し専門的になりますが、延髄の障害によるマヒのことを「球《きゅう》マヒ」といいます。球とは、延髄が丸い球のような形をしていることからきており、この部分の障害では摂食嚥下機能が生じることが多くあります。

また、大脳と嚥下中枢のある脳幹を結ぶ経路が左右両側ともに障害された場合には、似た症状がでるために「偽性球マヒ（仮性球マヒ）」と呼ばれます。

前者は**延髄の損傷によって嚥下反射が適切に働かなくなったり、食道の入り口が開きにくくなったり、咽頭から食道へ食べものを送る力が弱くなったりする場合が多い**のです。

一方、偽性球マヒの場合には、小さな脳梗塞であるラクナ脳梗塞や多発性硬化症、などが原因で起こりますが、嚥下に関係する筋の運動の協調性の低下や、筋力低下、発音の不明瞭さで特徴付けられます。

いずれの場合も嚥下障害を克服するためにはリハビリが必要になり、脳のどこにどんな損傷を受けたかによって、リハビリなどの対策方法が変わってきます。

つまり、高齢者だけでなく、小さな脳梗塞があるかもしれない中高年にも、嚥下障害を引き起こすリスクが隠されているのです。そのためには、若い頃から脳梗塞を引き起こさないような生活習慣を心がけることも大切になります。

まとめ

脳の損傷を受けた場所によってあらわれる影響が異なってくる

慢性閉塞性肺疾患（COPD）と嚥下障害の関係

COPDとは、長年にわたって、たばこや大気汚染などによって有害物質を吸い込んでいたことで、肺が慢性的な炎症を起こし、呼吸困難の状態に至る病気です。COPDを起こす人の9割に長期の喫煙歴があります。日本だけでなく、全世界的に患者数が増加しています。

肺に吸い込んでしまった有害物質の中でもサイズが小さなものは、末梢気道や肺の内部の肺胞に入り込み、そこで炎症を起こしてしまいます。

からだはダメージを受けた細胞を収縮しようとして新たに上皮細胞をつくり、炎症と修復をくり返すことで気道の壁が厚みを増し、空間が狭くなっていきます。

また、肺胞も弾力や収縮力が低下してしまい、しだいに呼吸しづらい状態になっていきます。

症状は少しずつ進んでいきますが、肺炎球菌やインフルエンザウイルスなどで一気に症状が悪化すると、突発的な呼吸困難を起こすことがあります。

酸素の摂取量が減少するために、体重減少や食欲不振が起こり、ときに生命にも関わります。

治療は気管支を広げる薬物療法や、急性増悪を防ぐワクチンの接種、酸素療法を行ないます。また、状況によっては肺移植の選択をすることもあります。

注目したいのは、COPDと嚥下障害が同時に起こることが多くあることです。

原因としては呼吸困難時には嚥下と呼吸の調整がうまくいかず誤嚥を引き起こしてしまうこと、慢性的な炎症により筋肉量が減り、嚥下機能が低下することなどが挙げられます。

第3章

「飲み込み力」がアップすれば寿命はどんどんのびる

口を大きく動かしてくちびるとあごの運動性を高める

くちびるとあごの体操

食べる・飲むためには、まず口を開け、きちんと食べもの・飲みものを口の中に入れ、口から飛び出ないようにしっかりと口を閉じなければいけません。そこで、**口を適切に動かすための体操**をしましょう。この体操では、**唾液の分泌も促進**されます。

やり方は簡単です。まずは「あ」と発音するように口を大きく開ける、そしてハミングするような「ん（む）」と発音するように口をしっかり閉じるを10回ほどくり返すだけです。次に、「う」と発音するように口を突き出し、さらには「い」と発音するように口を横に広げます。

このとき、声を出す必要はありませんが、声を出したほうがやりやすければ、声を出してもかまいません。

この体操を行なう前に口元の筋肉が硬くなっていると感じる場合は、最初に両頬にそれぞれ手先を当てて、やさしくくるくるとほぐしておくと、なおよいでしょう。

また、顎《がく》関節症などあごに疾患がある方は、かならず主治医に相談してから行なうようにしてください。

口を大きく開ける&閉じる「くちびるとあごの体操」

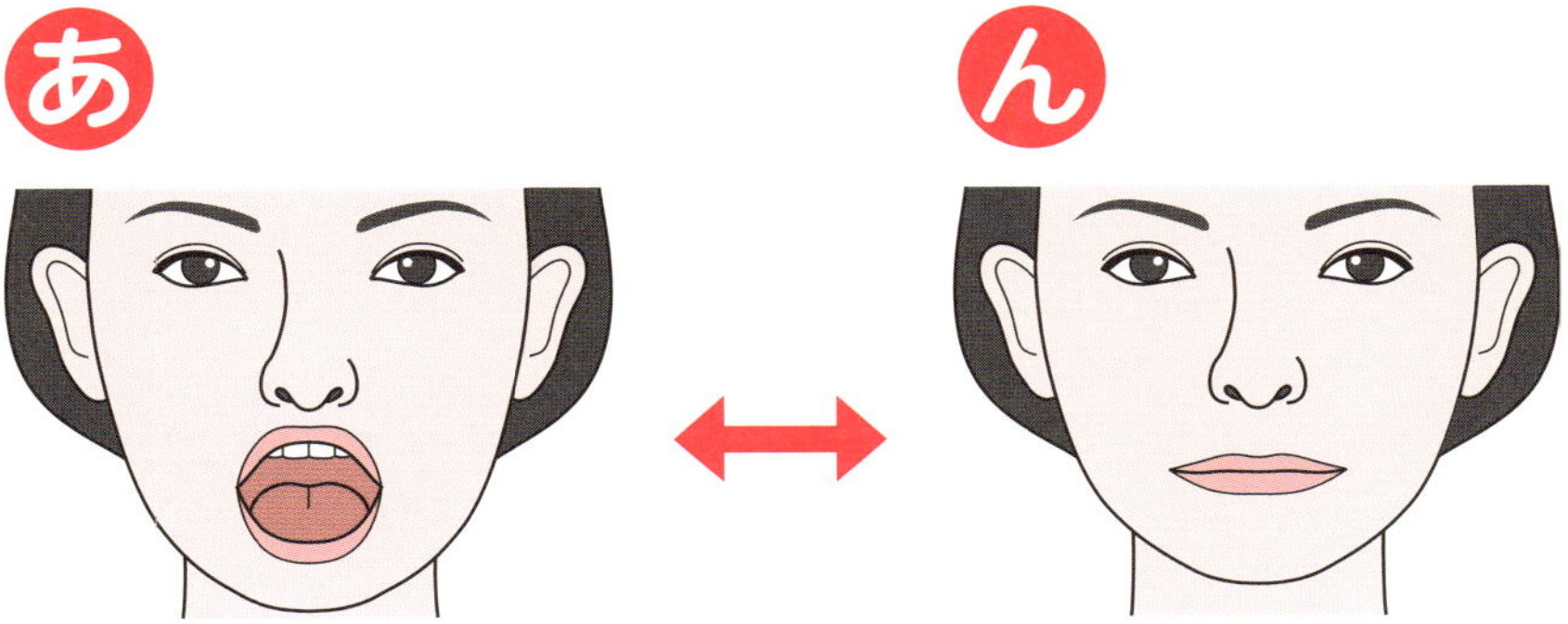

1 「あ」の口になるように、口を大きく開く。

2 「ん」の口になるように、口をしっかり閉じる。これを10回くり返す。

口を突き出す&横に広げる「くちびるとあごの体操」

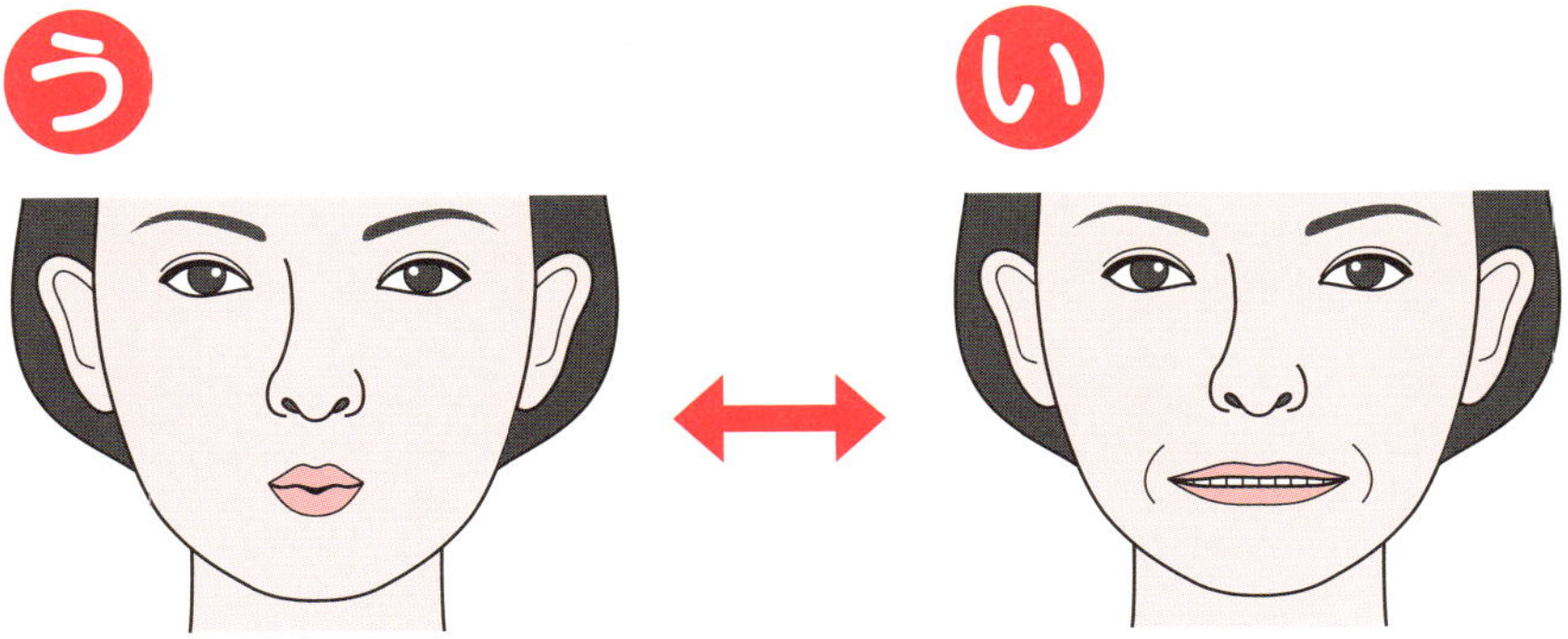

1 「う」の口になるように、口を前に突き出す。

2 「い」の口になるように、歯はくいしばって、口を横に広げる。これを10回くり返す。

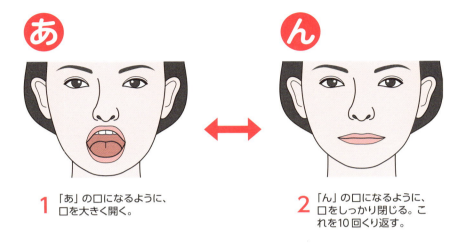

舌の筋肉を効果的に鍛える

舌の体操1

舌の筋力の衰えも、「飲み込み力」を低下させる一因になります。舌の筋力が衰えると口に入れた食べものをコントロールして噛んだり、まとめたりすることができなくなるためです。

また、口の中でまとめた食べものを口の奥から咽頭に送り込みにくくもなるため、食べもの移送（動き）と嚥下のタイミングがうまくあわなくなり、安全性や効率性が落ちます。

そこで、**舌を効果的に鍛えて動きよくする体操**を紹介します。舌を大きく出したり引っ込めたり（71ページ参照）、左右に動かしたり（72ページ参照）、口の中で舌をひねるように上下に動かして（73ページ参照）、それぞれ1秒間キープするだけです。

実際にやってみるとわかりますが、日常生活では、舌を大きく動かすような動きをする機会は多くないため、この体操を行なうことで舌や口に疲労感を感じるかもしれません。少し疲れるくらいがトレーニングには最適ですので、毎日くり返し実践してみてください。

なお、この運動には、**唾液の分泌を促す効果**もあります。

舌を出したり引っ込めたりする「舌の体操１A」

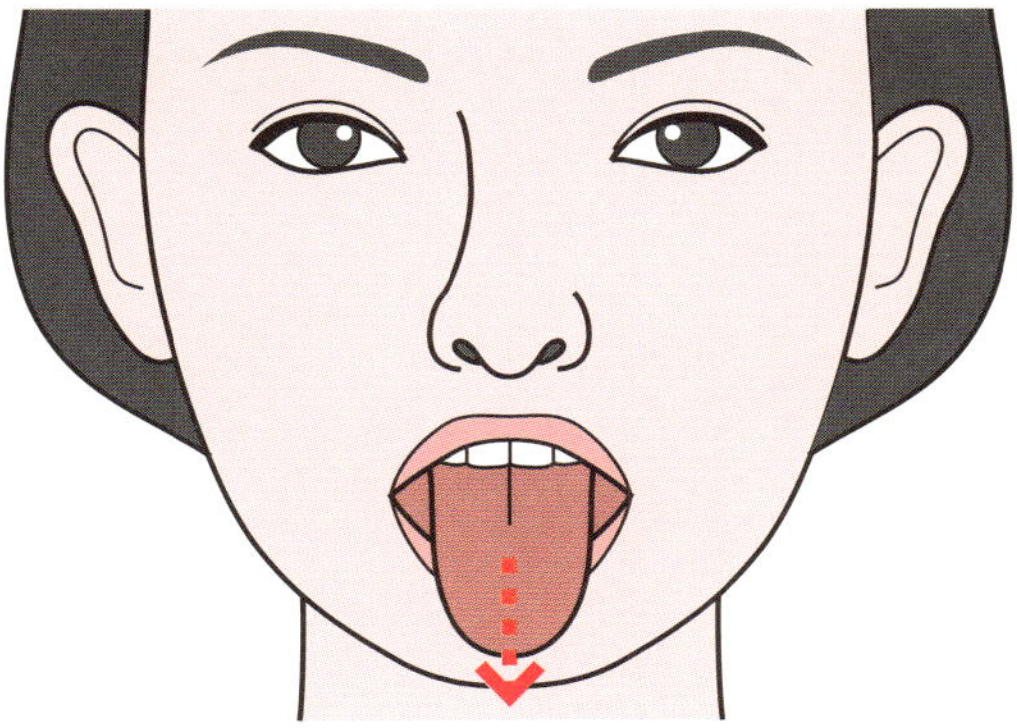

1 口は開いた状態でできるだけ舌を前方に伸ばして１秒間キープ。

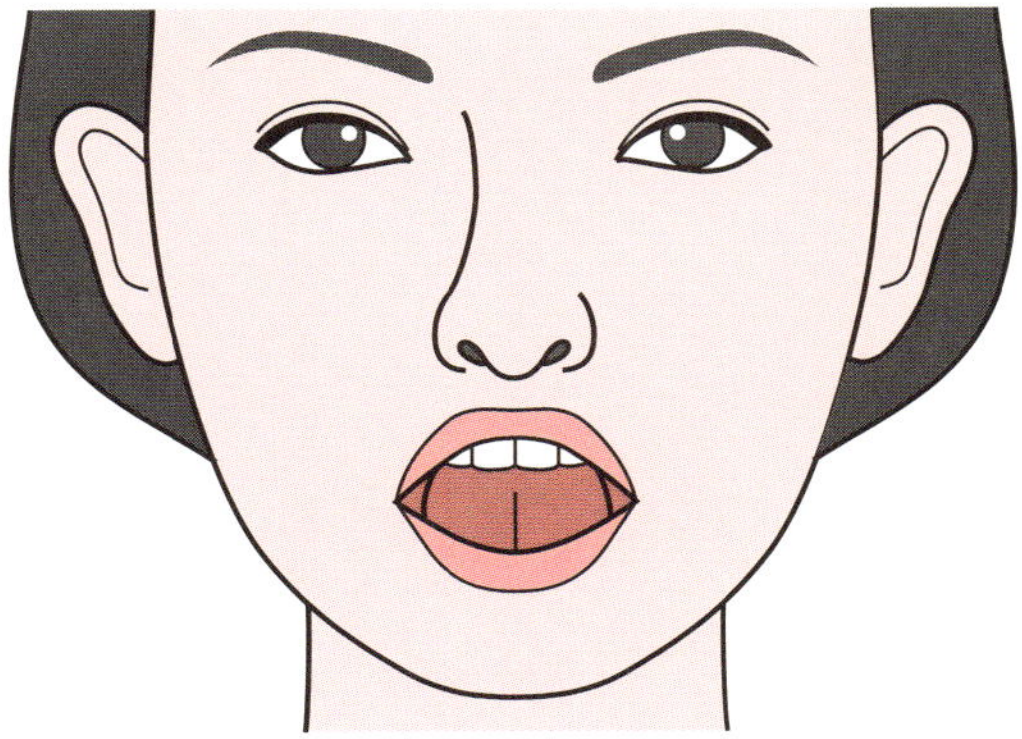

2 口は開いたまま舌を引っ込めて１秒間キープ。これを10 回くり返す。

舌を左右に動かす「舌の体操１B」

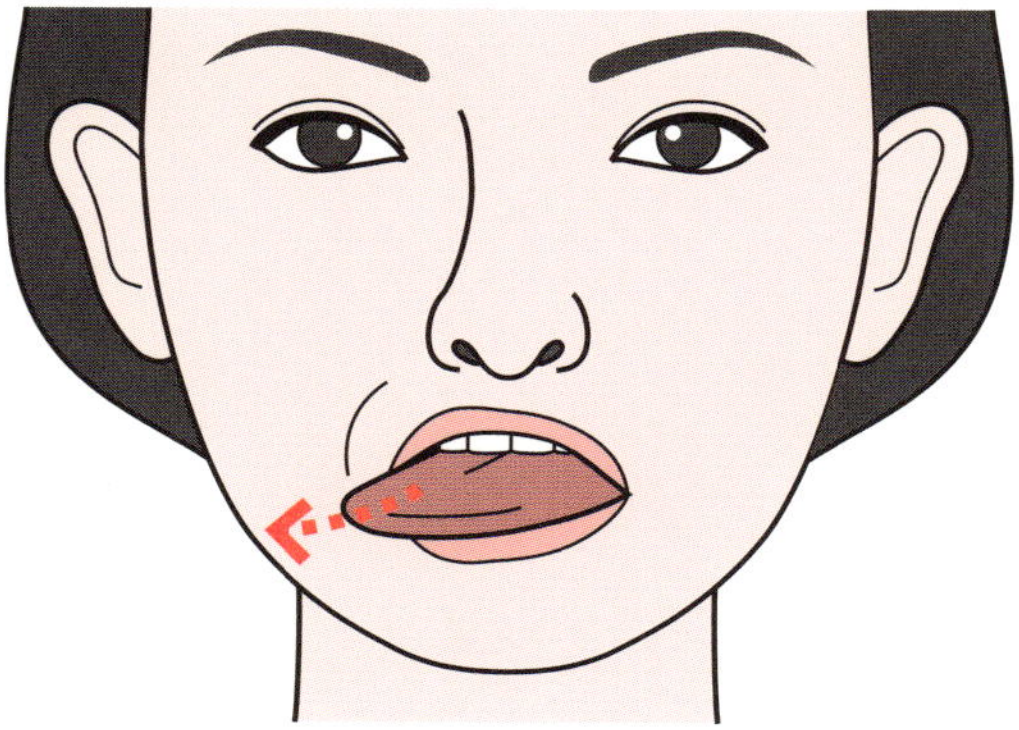

1 舌先で右側の口角をなめるように伸ばして１秒間キープ。

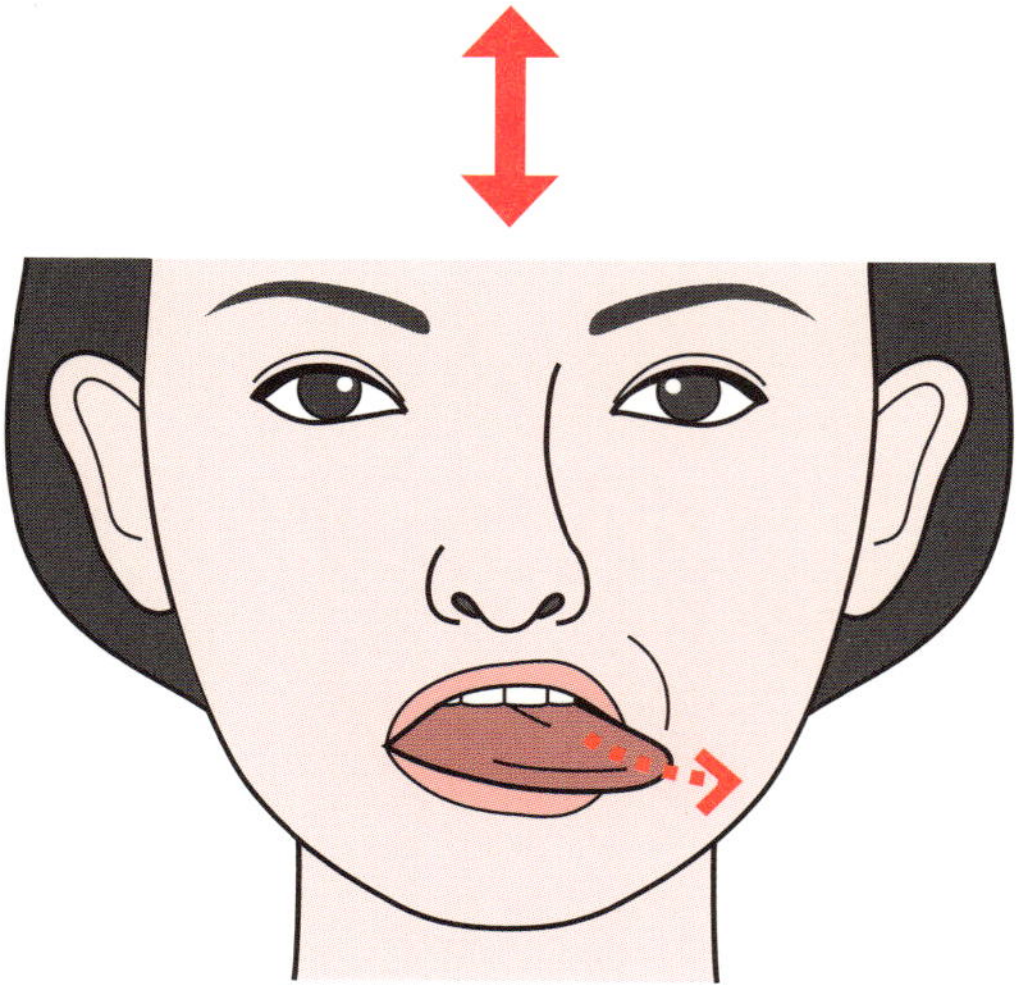

2 舌先で左側の口角をなめるように伸ばして１秒間キープ。これを10回くり返す。

口の中で舌をひねるように動かす「舌の体操１C」

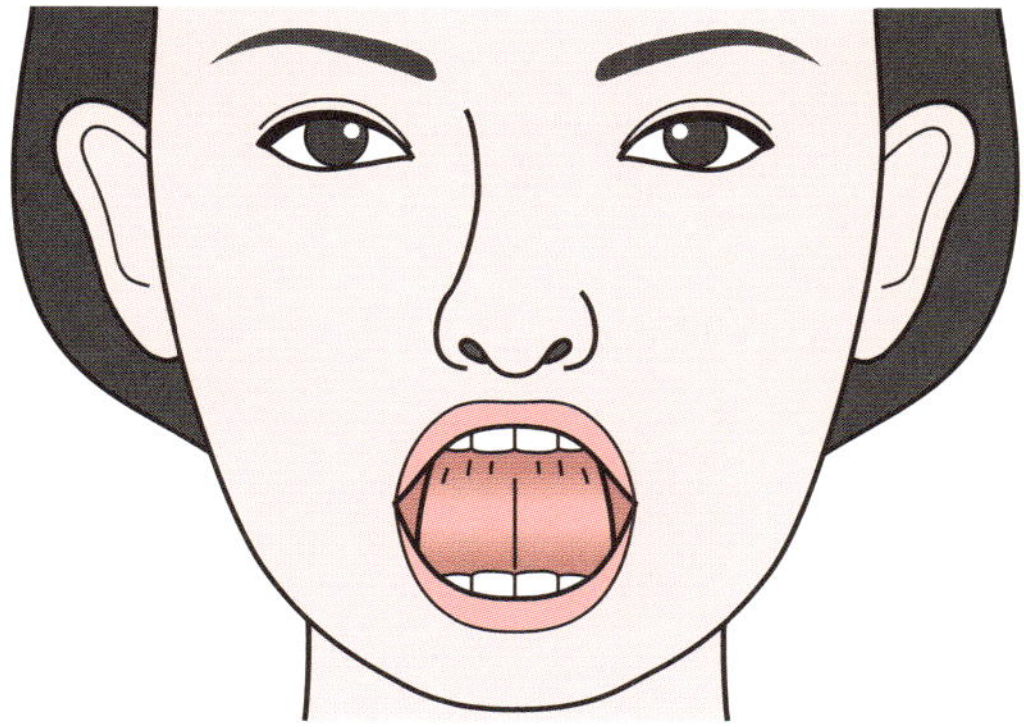

1 舌先を上歯の裏側につけ、歯を押すように１秒間キープ。

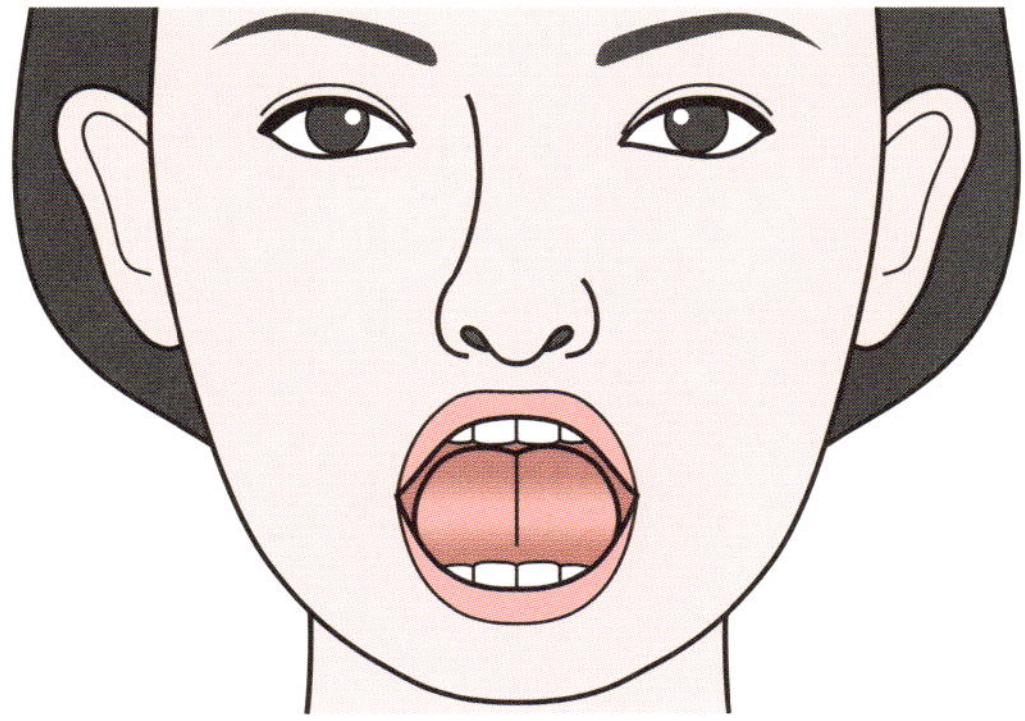

2 舌先を下歯の裏側につけ、歯を押すように１秒間キープ。これを10回くり返す。

舌で口の天井を押す力を高める

舌の体操2

食べものは歯で噛むだけでなく、**舌と口の天井(口蓋)ではさんで舌で押しつぶしながら飲み込みやすい形状に整えられます。**

また、飲み込みやすい形状になった食べもの（食塊）を飲み込む直前には、舌が口の天井（口蓋）について食べものが咽頭へと送り込まれます。つまり、**舌が食べものを上に押し上げる力も重要**であるということです。

そこで、ここでは**舌の筋力のうち、とくに上に持ち上げる力を鍛える体操**を紹介します。

カレー用などのスプーンの背を舌にのせ、舌は上へ持ち上げるように、スプーンを持った手は下向きに力を入れるようにして押しあいっこをします。5～10秒程度押しあったら、力を抜くというくり返しを5～10回行なってください。

スプーンの代わりに自分の人差し指で舌を押してもかまいませんが、爪などで口の中や舌を傷つけないように注意してください。

食事の前に行なうことで舌が動きやすくなり、誤嚥の予防効果も高まります。

舌とスプーンの背で押しあう「舌の体操2」

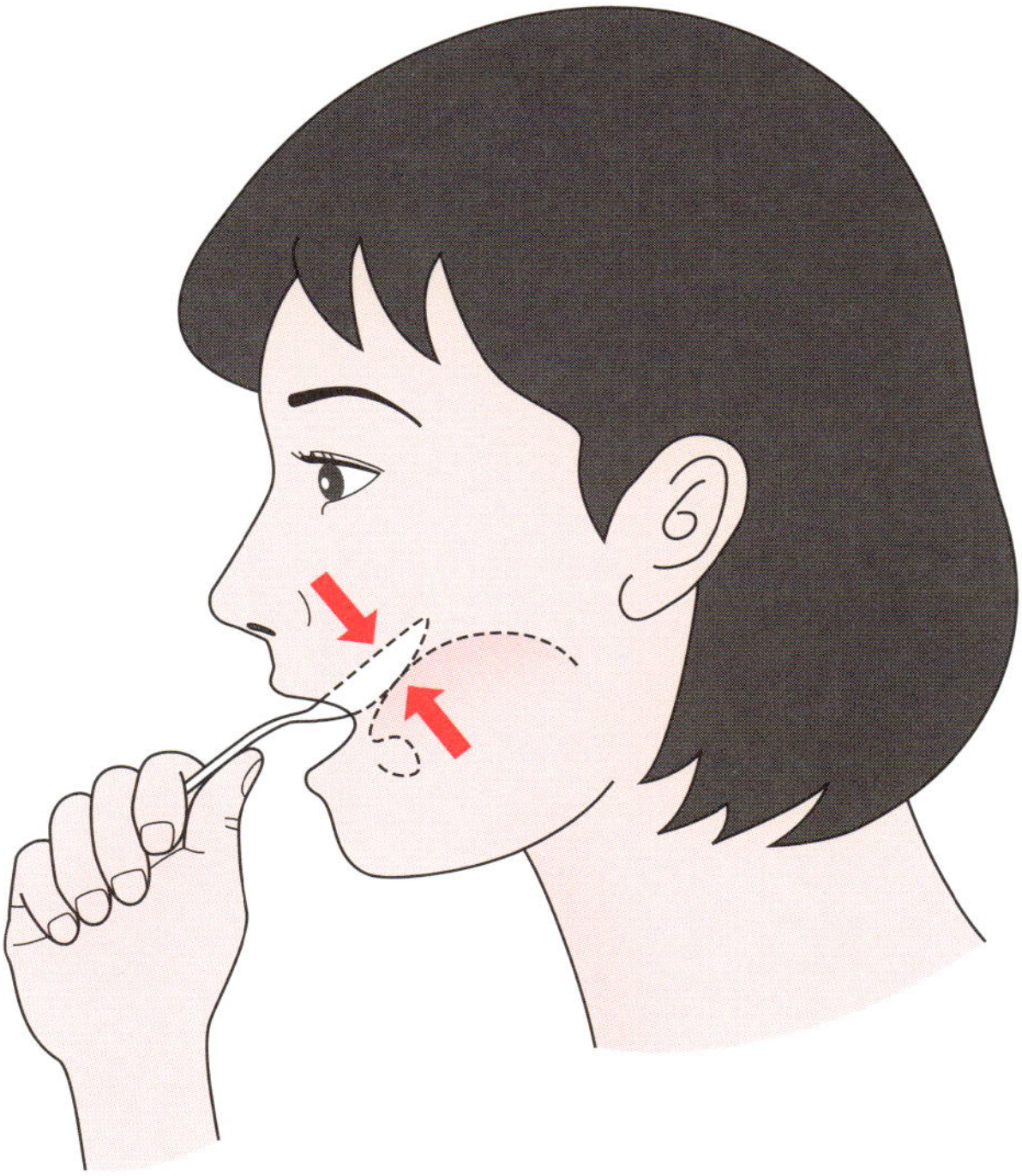

舌の上にスプーンの背をのせ、舌は上方向へ、スプーンは下方向へ力を入れて押しあいっこをする。5〜10秒間キープしたら、ゆるめるというくり返しを5〜10回行なう。

頭を持ち上げて舌骨上筋群を鍛える

シャキアエクササイズ

アメリカのシャキア医師が考案した方法で、**頭部挙上《とうぶきょじょう》訓練**とも呼ばれます。海外でも嚥下の訓練方法として広く行なわれ、その効果が認められているトレーニングです。

やり方は床などに仰向けになり、頭の下には何も置かずに両肩をつけたまま頭だけをぐっと持ち上げ、視線はつま先を見るようにして、そのまま1分ほどの間静止、その後ゆっくりと戻します。次に、頭を上げて下げるをくり返し30回行ないます。

あごの下にある舌骨上筋群《ぜっこつじょうきん》などを鍛えることができ、喉頭を持ち上げる作用や食道の入り口を広げることに役立ちます。また、咽頭に食べものが残ってしまうことが多い場合の改善にも役立ちます。

なかなか持ち上げられない場合、頭を上げて静止するのがつらい場合には、無理はせずにできる範囲でかまいません。続けて行なううちに、時間や回数も増やせるようになるでしょう。

ただし、頸椎《けいつい》症など首に問題を持つ人や高血圧の人、心臓に持病がある人は行なわないでください。

舌骨上筋群を鍛える「シャキアエクササイズ」

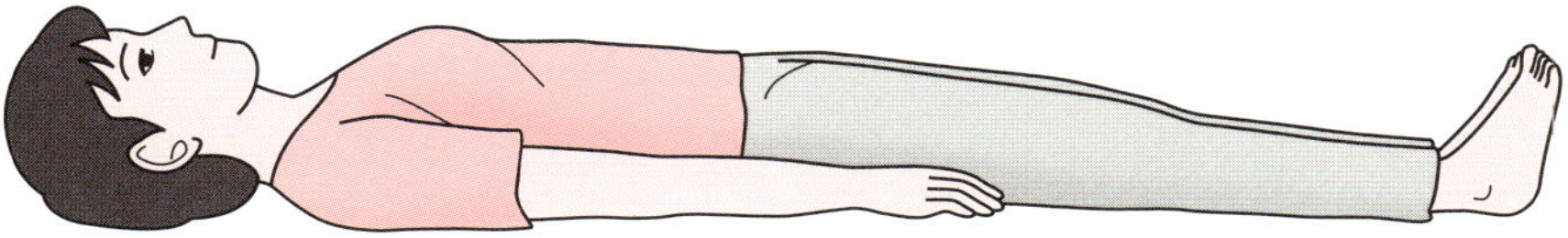

1 リラックスした状態で仰向けになる。両手はからだの脇につける。

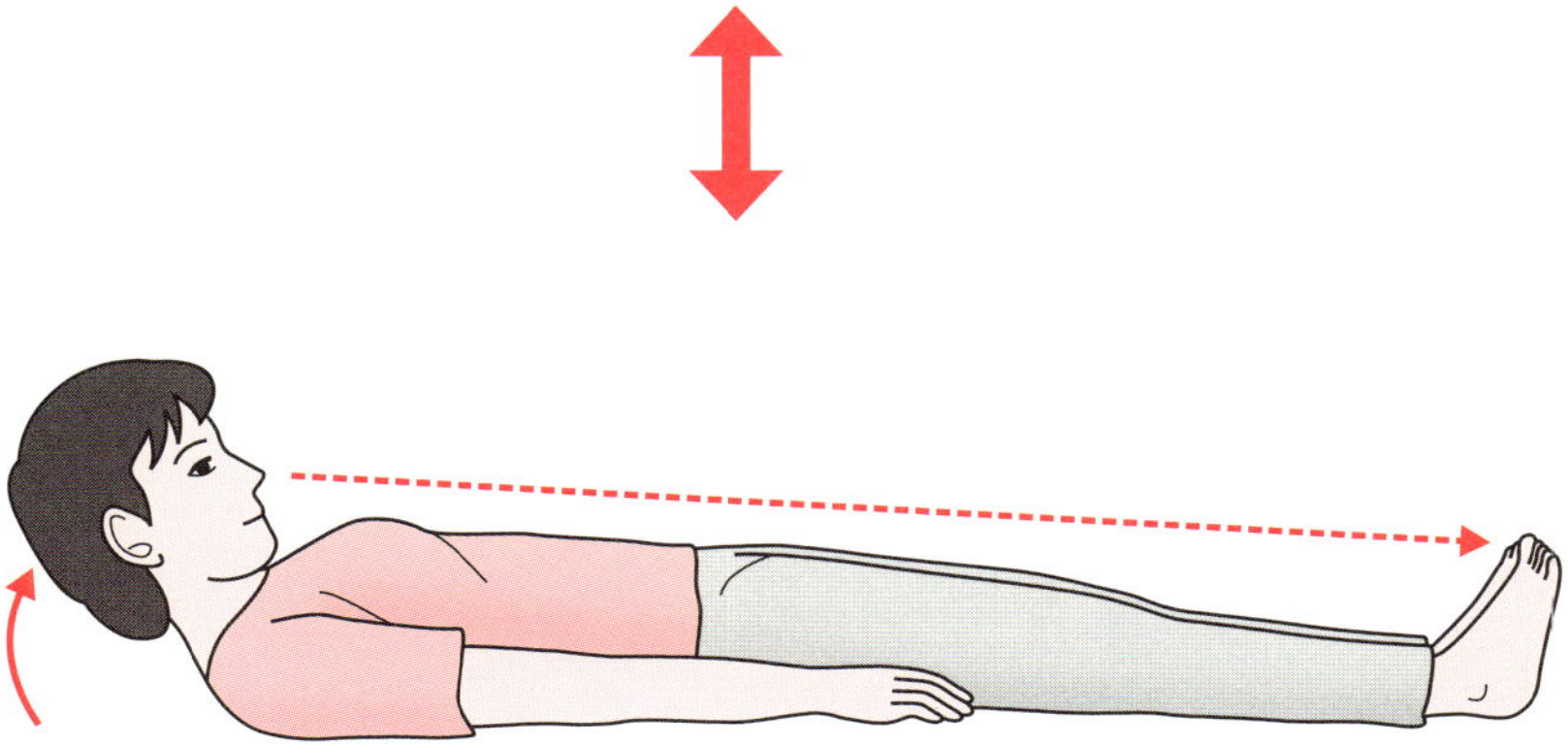

2 両肩は床につけたままで頭だけ持ち上げ、つま先を見るような姿勢で1分間キープ。キープしたら、ゆっくり1の姿勢に戻って1分間休憩。これを3回くり返す。その後、頭を上げて下げるの連続運動を30回くり返す。

舌骨上筋群を鍛えるもうひとつの方法

嚥下おでこ体操

飲み込みの際に喉頭を持ち上げる働きをする舌骨上筋群を鍛えるトレーニング。舌骨上筋群は、オトガイ舌骨筋、顎二腹筋《がくにふくきん》前腹・後腹、顎舌骨筋、茎突舌骨《けいとうぜっこつ》筋など5つの筋肉が関わっています。舌骨上筋群のすぐ下には舌骨をはさんで、舌骨下筋群があります。

「飲み込み力」を鍛えるのに重要な舌骨上筋群は、嚥下反射に伴って舌骨を前上方に上げて喉頭挙上を起こし、食道の入り口を開くという一連の作用に関わるところです。飲み込みは0・5秒という速さで行なわれるので、舌骨上筋群の動きが適切に行なわれないとうまく飲み込みができず、誤嚥を引き起こすきっかけにもなってしまいます。

そこで、トレーニングによって筋力を維持することが有効です。やり方は、おでこの真ん中に手のひらの手根部（手の下半分）を当てて、押しあうという方法です。

同じ筋肉を鍛える方法として、イスに座って下を向くようにあごを引き、同時にあごの下に親指を当てて両方から押しあう抵抗運動で、舌骨上筋群を鍛える方法もあります。

おでこと手で押しあう「嚥下おでこ体操」

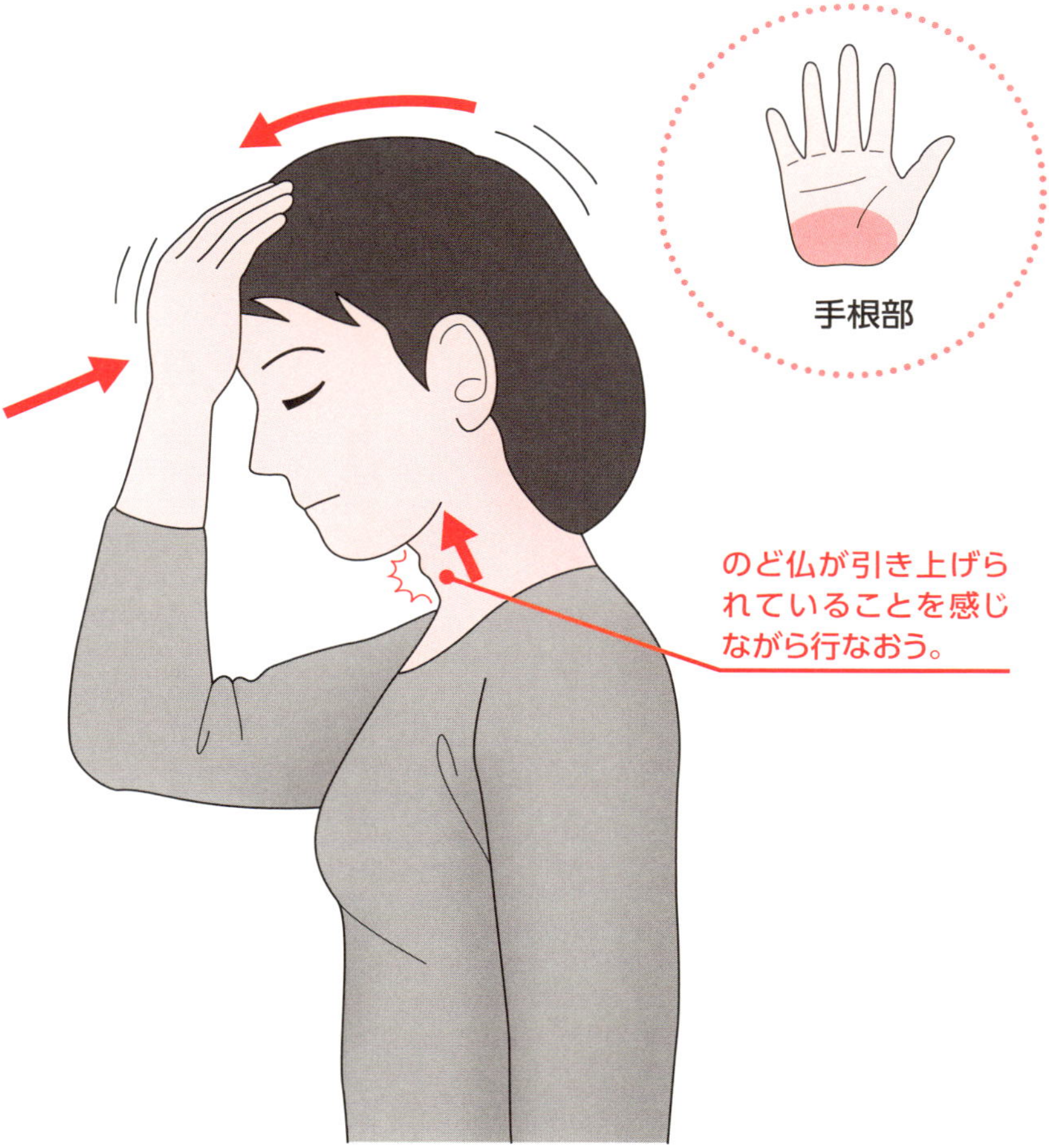
手根部
のど仏が引き上げられていることを感じながら行なおう。

おでこに手根部（手のひらの下側）を当てる。頭はおへそをのぞき込むように下方向へ、手はおでこを押し戻すように力を入れて10秒間キープ。これを10回くり返す。

喉頭の挙上運動を改善!

メンデルゾーン手技

（喉頭挙上保持トレーニング）

通常、嚥下をすると喉頭は上がってすぐに下がります。しかし、加齢に伴い喉頭が上がる高さが低くなります。メンデルゾーン手技は、**喉頭がもっとも挙上した位置で保持させる方法**です。嚥下のリハビリの際にもよく用いられる手技です。

メンデルゾーン手技の目的は、**舌骨喉頭が上がる運動範囲の拡大と、持続時間の延長、食道の開大時間の延長、咽頭収縮力の増加**です。メンデルゾーン手技を使って嚥下をすることで、食べものの残留と誤嚥が減少したとの報告があり、実践することで効果があるとされています。また、この手技を続けることで、喉頭挙上がよくなり、筋力増加につながったという報告もあり、リハビリテーションの機能訓練としても有用だと考えられています。

このトレーニングはそんなに簡単ではありません。嚥下の途中で喉頭が下がらないように保持しておくには意外と力がいります。また、そのタイミングを図ることは最初は難しいですが、くり返し練習することでできるようになります。一度やってみてください。まずは、喉頭の動きを手で確認してみるとよいでしょう。

喉頭を上げて保つ「メンデルゾーン手技」

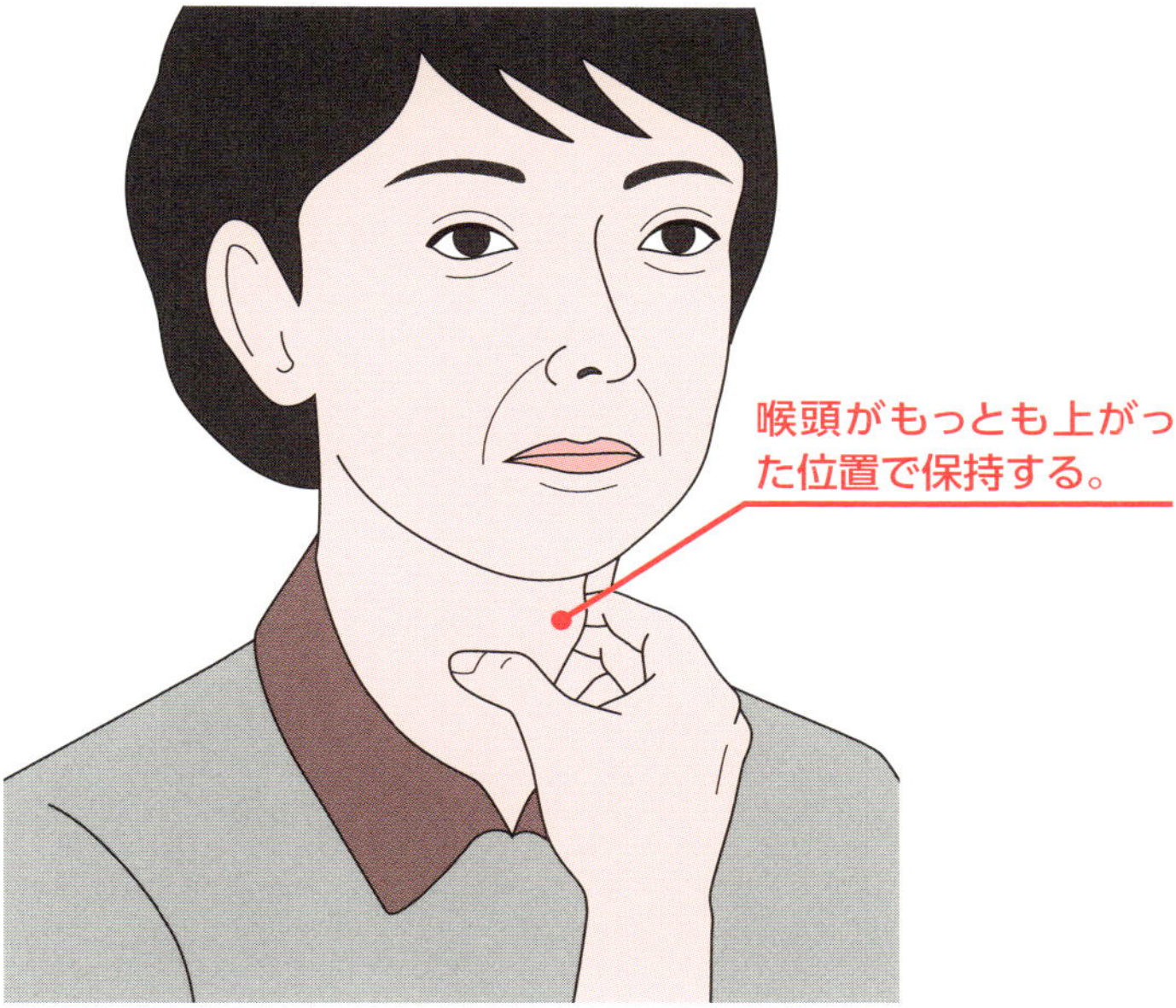

指で喉頭を触りながら、つばを飲み込んでみる。喉頭が上がって下がることがわかる。実際には、手の助けなしで、喉頭がもっとも上がったところで2〜3秒間保持する。

嚥下の際の声帯閉鎖を改善

息こらえ嚥下

Supraglottic swallow (SGS)

私たちは食事の際に嚥下をするとき、食べものが気管に入らないように呼吸を止め、嚥下が終わると呼吸を開始するという一連の動作をしています。

息こらえ嚥下は、嚥下の前に息をこらえることで声帯を閉じ、しっかりと気管の入り口を閉鎖させたままごっくんと空嚥下《からえんげ》をして、最後に咳ばらいをするというトレーニングです。ポイントは、空嚥下の直後に、咳をする（勢いよく息を吐く）ことです。

これによって、嚥下中の飲食物の誤嚥を予防すること、誤って気管に入り込んだ飲食物を吐き出すことができるようになる効果があります。

息を止めることが難しい人は、「あーと声を出して止める」をくり返し行ない、慣れてきたら「あーと声を出して止める→そのまま空嚥下→咳ばらい」を練習すると、発声をしなくても声帯を閉じられるようになっていきます。

とくに、**お茶を飲んでむせてしまう人は、いますぐこのトレーニングを開始**しましょう。

息を止めたままごっくん「息こらえ嚥下」

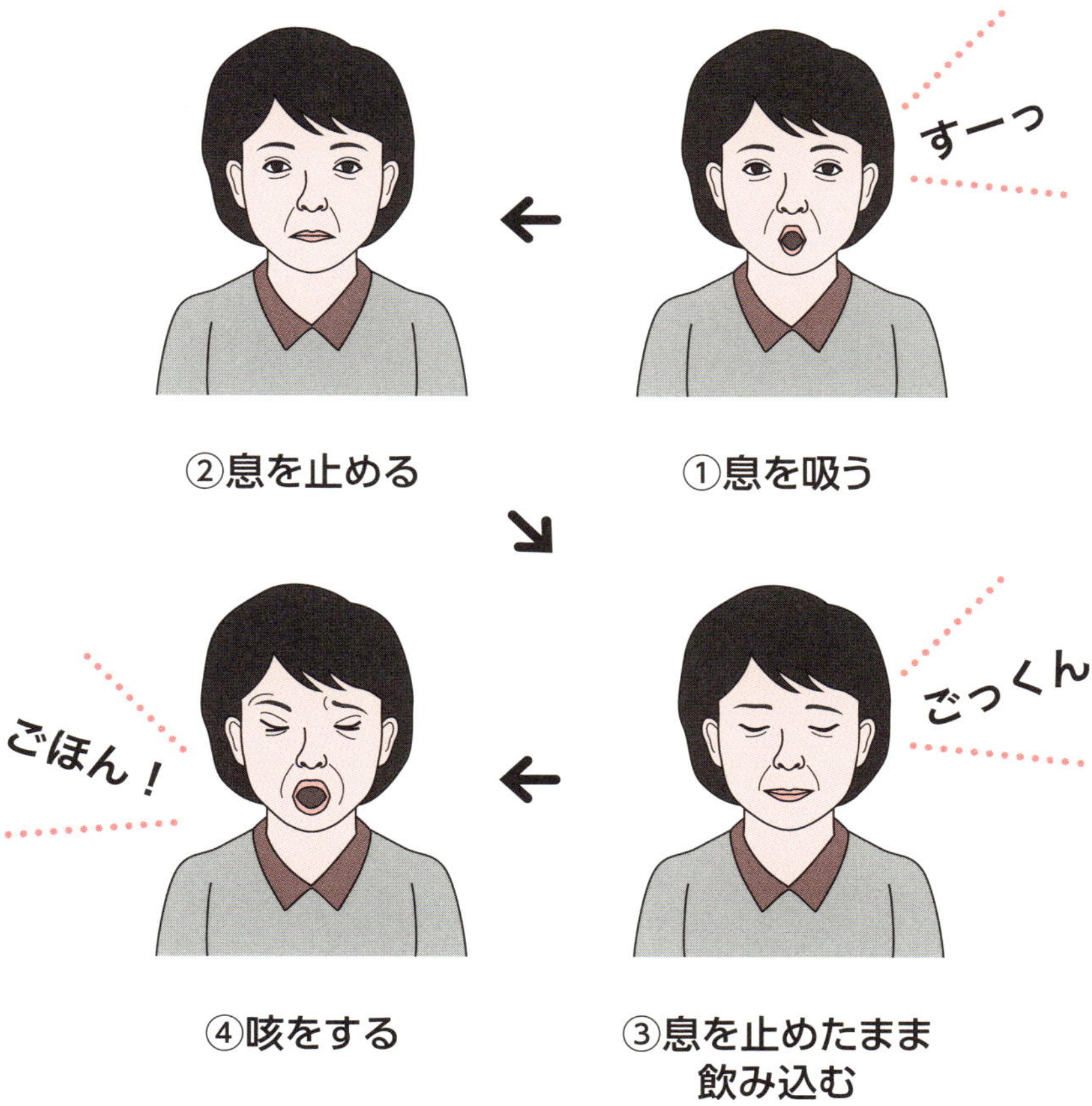

深く大きく息を吸って、息を止める（声帯を閉じる）。息を止めたまま、ごっくんと飲み込む（空嚥下をする）。そのあと、咳（勢いよく息を吐く）をする。

ペットボトルで呼吸機能を高める

ペットボトル膨らまし体操

誤嚥を防ぐには、「飲み込み力」を維持・向上させるほかに**呼吸機能を高める**ことが欠かせません。**肺活量を上げることで、誤嚥を起こしそうになったときにもしっかり咳ができ、気管に入ることを防ぐことができる**からです。咳をするには腹筋や背筋も必要ですが、肺活量が落ちているとうまく咳き込むことができません。そこでトレーニングで呼吸機能を高めることが大切になります。

まずは身近なペットボトルを使う方法です。もっとも一般的な500㎖サイズで、手で簡単につぶせるような軽く柔らかい材質のペットボトルを使用します。

中身を空にしたペットボトルを一度つぶし、口の部分をくわえて思い切り息を吹き込みペットボトルを膨らませます。そして再びペットボトルがクシャっと縮んでぺしゃんこになるまで息を吸い込みます。おなかが苦しくなるまで吸い込み、吐くときは肺の中を空にするようなつもりで思い切り吐き切りましょう。慣れたら材質のかたいものや容量の大きいものに挑戦すると、トレーニングの難度を上げることができます。

肺活量を上げて肺機能を高める「ペットボトル膨らまし体操」

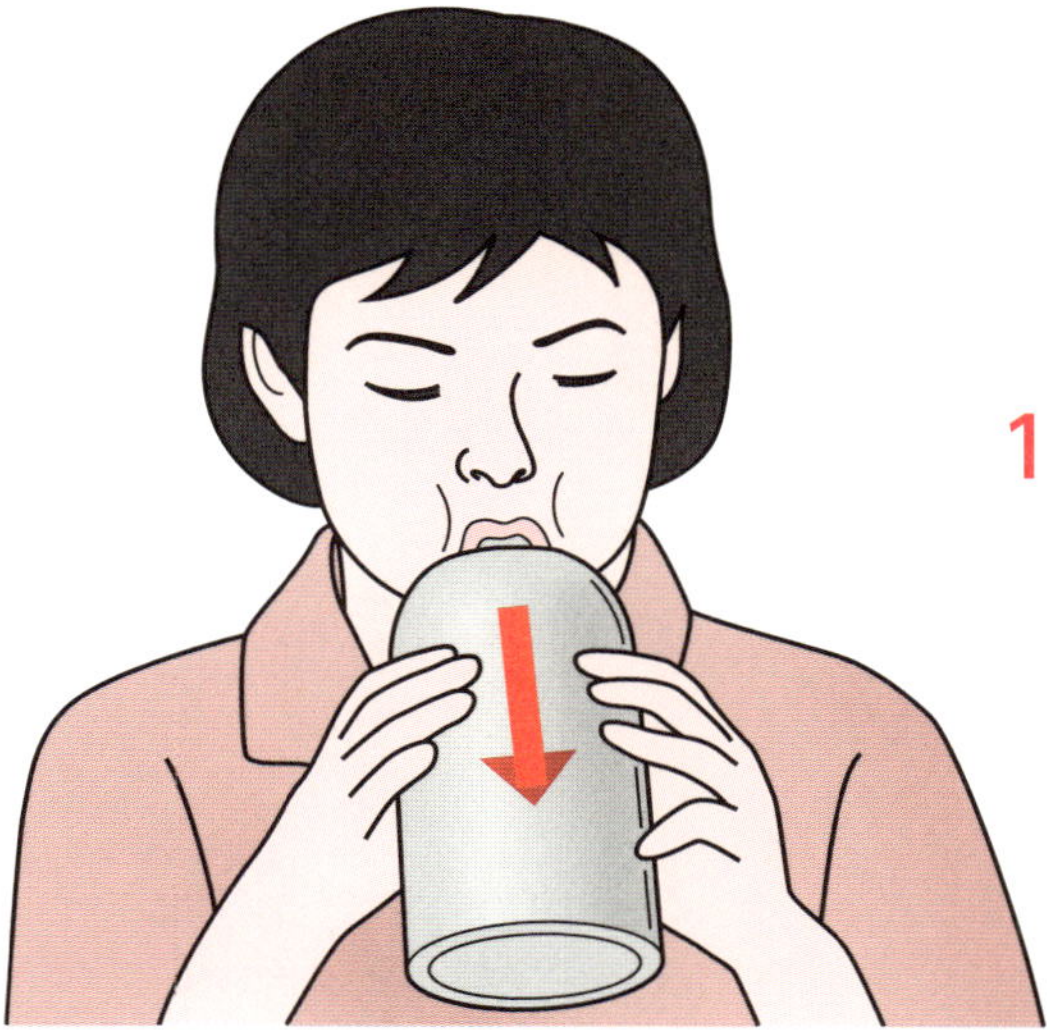

1　500㎖入りの空のペットボトルを一度手でつぶしてから、口元にペットボトルの飲み口を当てて息を吹き込む。

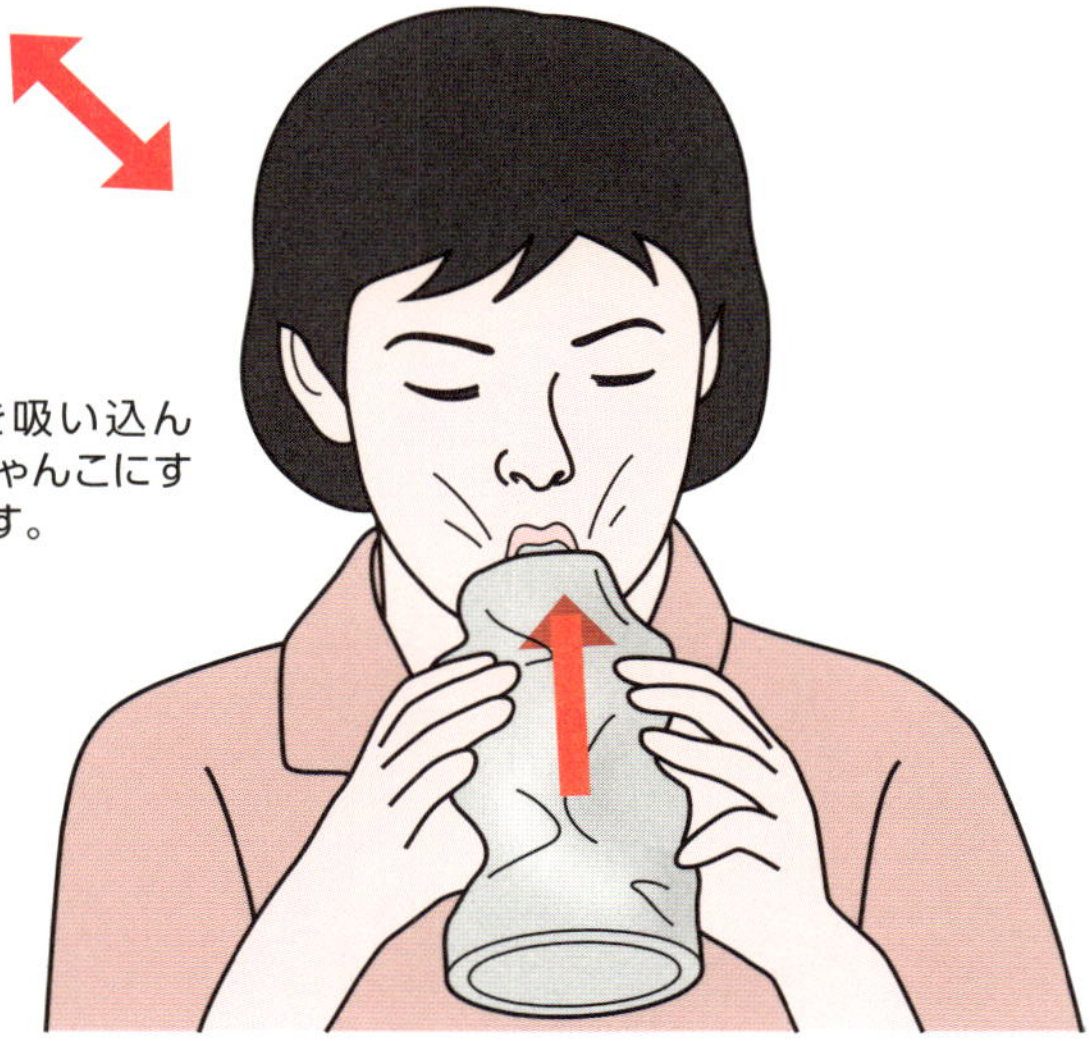

2　ペットボトルの空気を吸い込んで、ペットボトルをぺしゃんこにする。これを10回くり返す。

風船や巻き笛を楽しみながら

風船膨らまし・巻き笛練習

肺活量を高めるトレーニングは、ペットボトル以外にもさまざまなものが活用できます。**風船のように息を吹き込んで膨らませるものなら、浮き輪や携帯用のエアーピロー、ビーチボールなど何でもよく、楽しみながら行なうこと**が続ける秘訣といえます。

ただしトレーニングとして考えれば、同じものを使ってくり返し行ない、どれくらいの時間でできたかなどを計って記録すると変化の状況がよくわかりますし、達成感を感じやすいでしょう。

行なう回数は、レベルに応じて一日に1回と決めたり、あるいは連続で回数を決めて挑戦したりと、自分なりにルールを設けて続けてみることです。

風船ではつらい、難しい場合には、昔ながらのおもちゃとしてお祭りの屋台や100円ショップ、玩具店などで売っている「**巻き笛**（吹き戻し）」でもよいでしょう。

息を吹き込むと、巻いてある部分が伸びて、肺活量を刺激することができます。童心にかえって楽しみながらやってみるのも楽しいものです。

呼吸機能を高める「風船膨らまし」

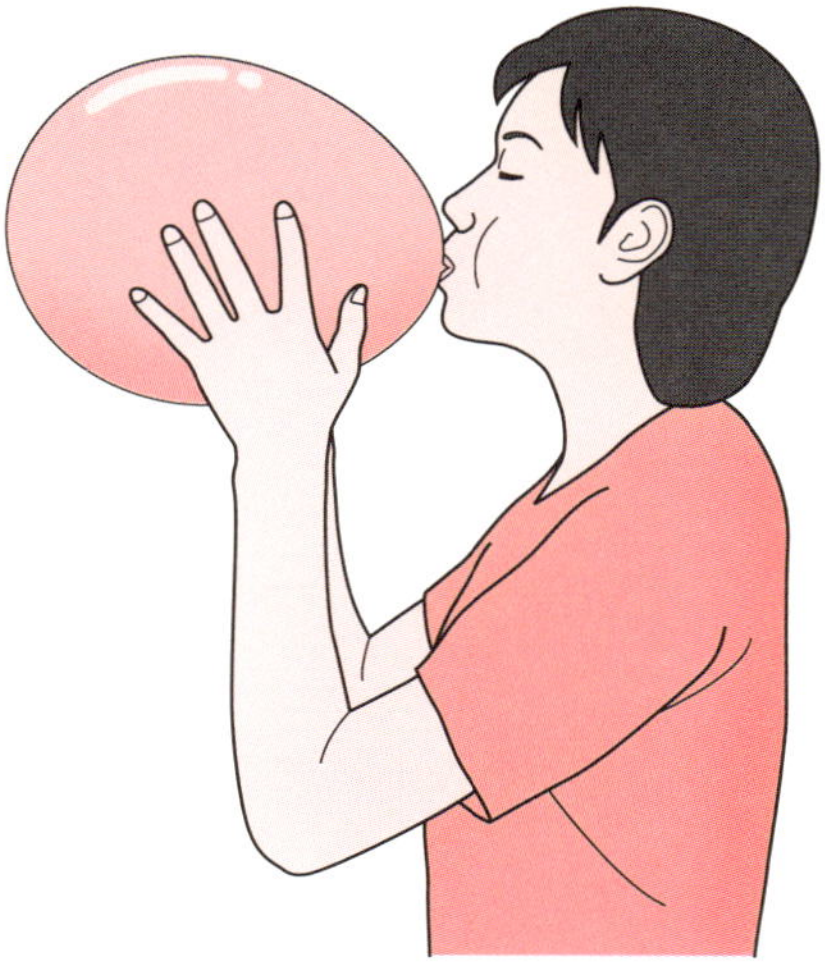

風船を膨らませる。一日に 1 回膨らませることができるようになったら、3回連続で膨らませるなど、頻度を上げてみる。

呼吸機能を高める「巻き笛練習」

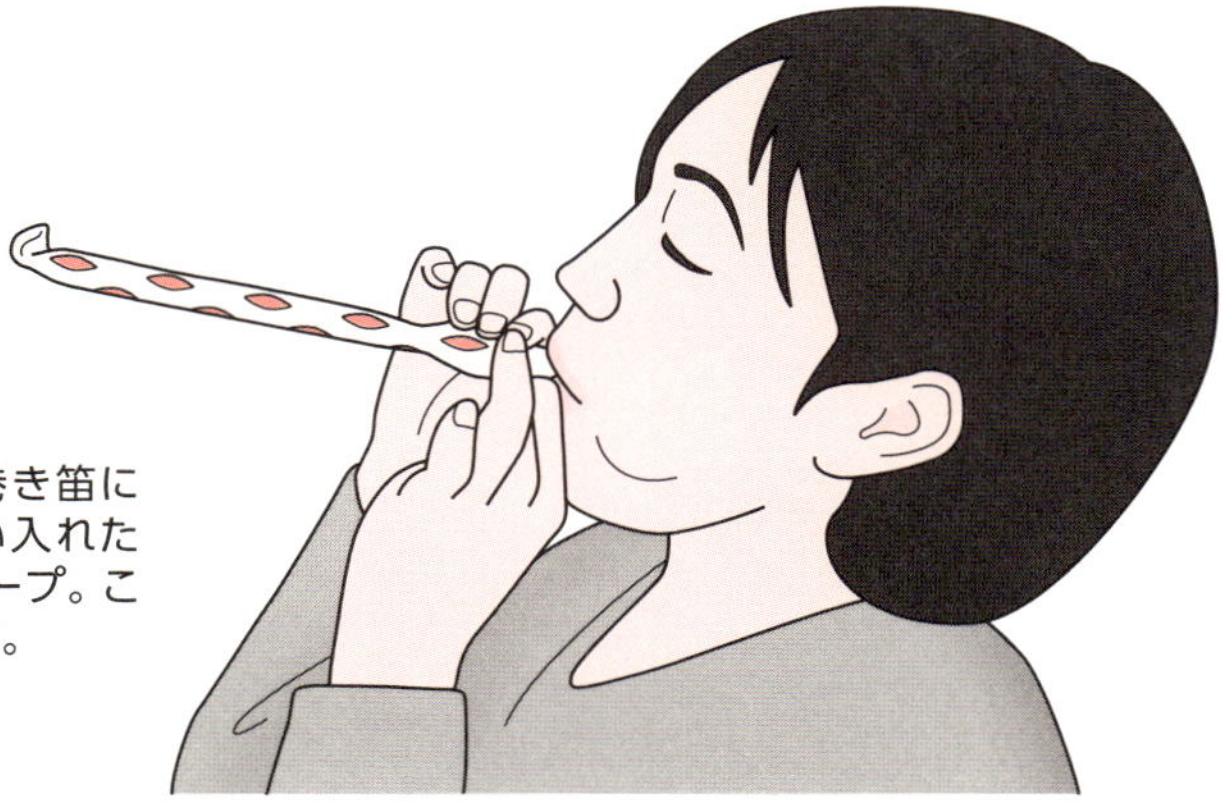

息を吐き出して巻き笛に空気をめいっぱい入れた状態で10秒間キープ。これを10回くり返す。

30秒間で何回つばを飲み込めますか？

第３章の「口のどトレーニング」を行ない、自分の嚥下能力が向上しているかを確かめてみましょう。

まず、「口のどトレーニング」を始める前の、今のあなたがどのくらいの「飲み込み」能力があるのかを測ります。

30秒間に何回つばの飲み込み（空嚥下）ができるかのテスト（反復唾液嚥下テスト）です。これは、「飲み込み力」を確かめるスクリーニングテストのひとつとして医療現場でも実際に行なわれています。

テストをする前に、口の中とのどを十分に湿らせておいてから始めるといいでしょう。

30秒間で３回できれば嚥下機能に特別な問題ありません。

１、２回しかできなかった場合は、飲み込み力になんらかの問題がありますので、医師に相談するといいでしょう。健康であれば、何回でも「ごっくん」と飲み込みすることができます。

嚥下は命に関わる問題ですから、安易に考えてはいけません。

口のどトレーニングも大切な習慣として、今日から始めてください。

●やり方●

①楽な姿勢で座り、のど仏に片方の手の人差し指と中指の２本を当てます。

②のど仏に指を当てた状態のまま、唾液（つば）を飲み込みます（空嚥下）。

③30秒間で何回、空嚥下ができるかを数えます。

※唾液を飲み込んだとき、のど仏が指を乗り越えたら１回とカウントします。焦らずに落ち着いて行なってみてください。

第4章

口腔ケアは嚥下障害の予防に欠かせない

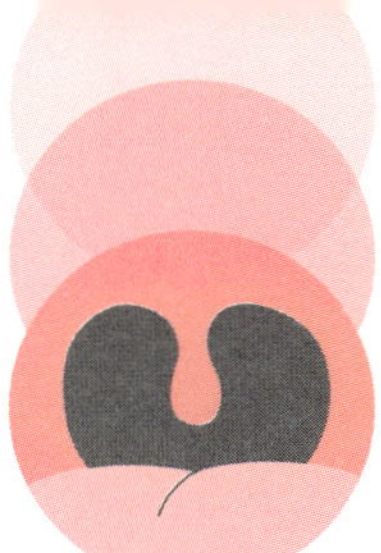

口腔ケアは生命のケアでもある

食べられないと栄養が得られなくなる

「飲み込み力」は、食べる力、ひいては生きる力と結びついているものです。

しかし、ものを食べれば食べカスが口に残り、口腔ケアをしなければ虫歯や歯周病の危険性も高まり、細菌が増えやすい環境になります。とくに本書でお伝えしている**誤嚥性肺炎は、食べものや唾液に含まれる細菌が一緒に気管に入り込んでしまうことで起こるものですから、口の中を清潔に保つことは欠かせません。**

口腔ケアは口の中の汚れを落とすだけではなく、口の中やそのまわりをマッサージすることも含まれ、さまざまなメリットがあります。口臭や不快感をクリアにすることはもちろん、気分を整えて食欲を高め、リフレッシュにも役立つでしょう。

病気の予防という点では、虫歯や歯周病、そして誤嚥性肺炎はもとより、感染症の予防にもつながります。また、注目されているのは、口腔ケアのメリットのひとつとして認知機能低下の予防も含まれることです。

歯がなかったり、入れ歯も使っていない人は、歯が20本以上ある人に比べて認知症を発症するリスクが高くなるという研究データがあります。

ものを食べるときに行なう「噛む」という動作は脳に適度な刺激となります。メジャーリーガーやアスリートたちがガムを噛みながらプレーをするのも、噛むことはリラックス効果や、よいパフォーマンスを発揮することにつながるからだといわれています。ものを食べる機能を維持することは多大な意味があるのです。

そのほか口腔ケアによって口の中を整えることは、発音の機能を維持したり、唾液の分泌、味覚を保つことにもつながっています。食べることに限らず、さまざまな機能の基盤になる重要なものであることがわかります。

では、食べられなくなってしまったら……。人から介助を受けたり、別の方法で栄養をからだに取り込んだりする必要があるでしょう。すると、ここまでお伝えしたさまざまな機能が失われ、バランスを崩してしまうことはいうまでもありません。

注意したいのは、口から食べられなくなってしまうと口腔ケアもおろそかになりがちなことです。**食べていない場合にも、口腔内細菌は増殖し、唾液の分泌は続きます。**口のまわりに刺激を与えることにもなりますから、口腔ケアは欠かせません。

まとめ

口の中を清潔にするだけでなく病気の予防やリフレッシュにも役立つ

口腔ケアが重要な理由とは

唾液1㎖中には1億個の細菌がいる!

細菌がたくさん存在している場所は腸内環境です。じつは同じように、口の中にもさまざまな菌が棲息していることがわかってきています。それにより口腔内は、虫歯だけでなく、歯周病の問題が重視されています。

歯周病は、歯肉に炎症が起こり、ひどくなると歯が抜けたり、あごの骨まで溶かしてしまうことがあります。程度の差こそあれ、成人のほとんどが歯周病の症状を持っているといわれています。歯周病になると歯ぐきから血が出ることがあり、歯周病菌が血管に接触して血液中に入り込むと、全身の病気に影響することがあります。たとえば、**歯周病菌が原因で心筋梗塞を起こす例もある**といいます。

また、被災地などで**歯が磨けない状況になると、肺炎が増える**ことが報告されています。そこには誤嚥も含まれていることが推測されますし、風邪やインフルエンザの予防にも口腔ケアが重要といわれています。

●歯を磨かない人の口の中にはたくさんの細菌がいる

口の中には実際どれくらいの種類の細菌がいるのでしょうか。個人差はありますが、600～700種の細菌が存在しているといわれています。また、個数でいえば、**唾液1㎖中に1億個**。デンタルプラーク（歯垢《しこう》）1g中に1億個と、驚くほど多くの細菌が口にはいるのです。

水を飲んだり、ものを食べたりすれば、こうした細菌は一緒に飲み込まれてしまいます。また、唾液は口の中を洗い流す役割もあるため、唾液がしっかりと分泌されていることが必要なのです。

では、どんな細菌がいるのでしょうか。口の中には連鎖球菌などの常在菌がいますが、問題になるのは虫歯を引き起こすミュータンス菌やラクトバチラス菌などの病原菌と、歯周病を引き起こすジンジバリス菌などの病原菌がいることです。

そのほかにもカンジダ菌、黄色ブドウ球菌、肺炎桿菌など、ときに病気の原因にもなるさまざまな細菌が存在しています。口の中は湿り気があって温かく、細菌が存在するためにうってつけの環境です。細菌がいない人はひとりもいませんから、よくない細菌の影響を受けないようにケアして、つきあっていくしかありません。

●口の中の細菌が危険な理由

歯周病菌がもとになって、心筋梗塞を起こす例があることはお伝えしましたが、そのほかにも、**糖尿病、心臓疾患、メタボリック症候群、骨粗しょう症などにも影響す**ることがわかっています。

糖尿病とも関係があるというのは意外に思われるかもしれません。歯周病にかかると、口の中でつくられる炎症性物質（サイトカイン）が糖の代謝に関わるインスリンの作用を低下させてしまい、症状の悪化をもたらす原因のひとつになります。そこからメタボリック症候群や動脈硬化にもつながる悪循環が始まります。

また、反対に糖尿病で高血糖の状態が続くと、血管の状態も悪化させてしまうため、歯周病が進行しやすくなることもあります。

さらに骨粗しょう症の問題は、とくに女性の場合に女性ホルモンの減少にともなって増えることが知られています。女性ホルモン（エストロゲン）には歯周組織の炎症を抑える作用があるため、閉経を迎える中高年以上になると骨粗しょう症だけでなく、口腔の乾燥を招き、歯周病も増えるようになるのです。

それぞれは別の病気でも影響しあっているため、悪化させないためにもよい循環を維持することが大切であるといえます。

●口の中の細菌の取り方

唾液が細菌を洗い流すように、口をゆすぐだけでも汚れの一部は取り除くことができますが、菌が多く存在するのは歯の歯垢（プラーク）の中です。歯の表面や、歯と歯の間に密着し、ネバネバした「バイオフィルム」を作り出します。バイオフィルムとは、細菌が集合して膜を張ったものです。**細菌を取るには水や洗口剤でゆすぐだけではだめ**なのです。**歯ブラシなどを使って正しいブラッシングを行ない、こすり落とす必要があります**。

歯ブラシが届きにくい奥歯などには、歯垢やバイオフィルムも溜まりやすくなります。そのため、漫然と歯磨きを行なうばかりでなく、歯ブラシ以外のデンタルフロスなども活用してしっかりと落としたいものです。

また、食後8時間ほどで歯垢は形成されるので、細菌の栄養源になる食べカスを口腔内に残しておかないように、毎食後必ず歯磨きをすることは大切なのです。

まとめ

歯を磨く人と磨かない人の差は大きい！細菌の悪影響を知っておくこと

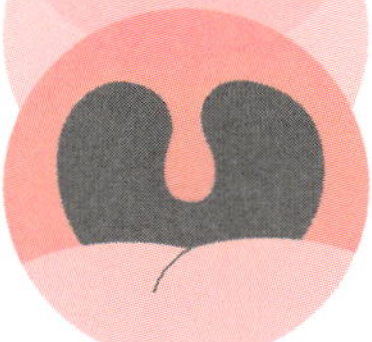

基本を守って正しい口腔ケアを

就寝前の歯磨きは、とくに大切

口腔ケアは、さまざまなからだの問題につながっているわけですから、正しい歯の磨き方をきちんと知っておきましょう。

●いつ磨くのがよいか

一般的には、マナーや虫歯予防の点からも、「食後に磨く」という人が多いものです。ただし細菌の除去という点では、**「寝る前に磨く」「朝起きたら磨く」というのが有効**です。口の中の細菌は、唾液の分泌が減る睡眠の間に一気に増えます。そこで「寝る前に磨いて口の中の細菌を減らしておく」、さらに「朝は飲みものや食べものを口に入れる前に磨く」というのがおすすめです。朝、起きたらすぐに歯を磨くことは、感染症の予防につながります。**起床直後、3食後、就寝前の一日5回が理想的。**

●歯ブラシの持ち方と上手な磨き方

歯ブラシは口の大きさに合わせて選びましょう。毛の硬さは、歯肉の状態や好みに

歯ブラシの持ち方

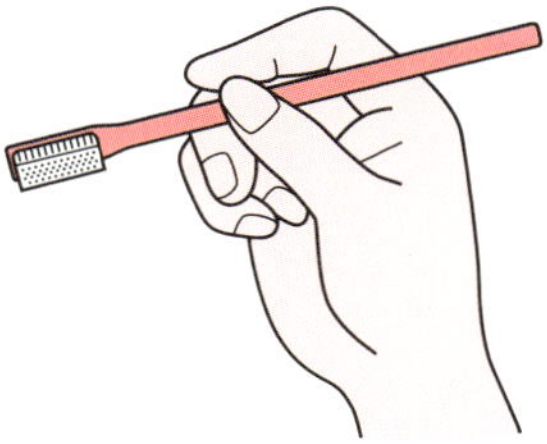

ペングリップ

ペンを持つような握り方。余計な力が入りにくく、小回りが利く持ち方。

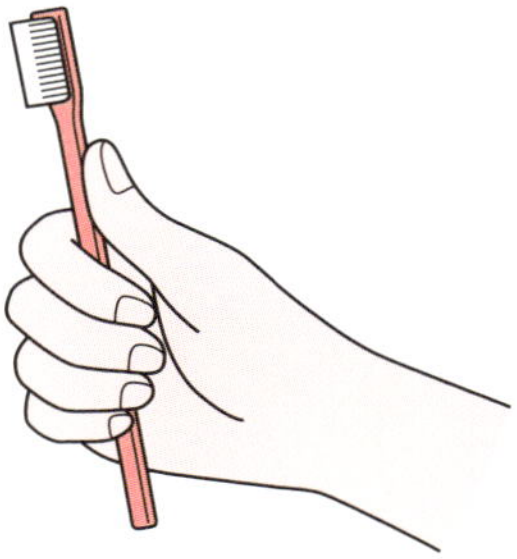

パームグリップ

手を軽く握り親指を立て歯ブラシを握ると、しっかりとブラシを支えやすくなり、安定する。欧米では「パムズアップ」という。

もよりますが、**「ふつう」から、「やわらかめ」なタイプを選ぶ**のがよいでしょう。毛先がしっかりして弾力があることが必要です。長く使っていると毛先がへたってきてしまいますから、適当な時機に交換するように習慣づけましょう。

持ち方にもコツがあります。上のイラストのようなペングリップなどの持ち方は、歯と歯の間の細かいところまで歯ブラシを当てたいときに役立ちます。強い力をかけず、きちんと磨きたい場所に当てることが重要です。そこでずっと同じ持ち方でなく、磨く場所によって持ち替えたり、角度を変えたりして、工夫をしてみてください。漫然としたルーティーンにするのではなく、ていねいに磨いていると、細かいところま

磨きにくいところの歯の磨き方

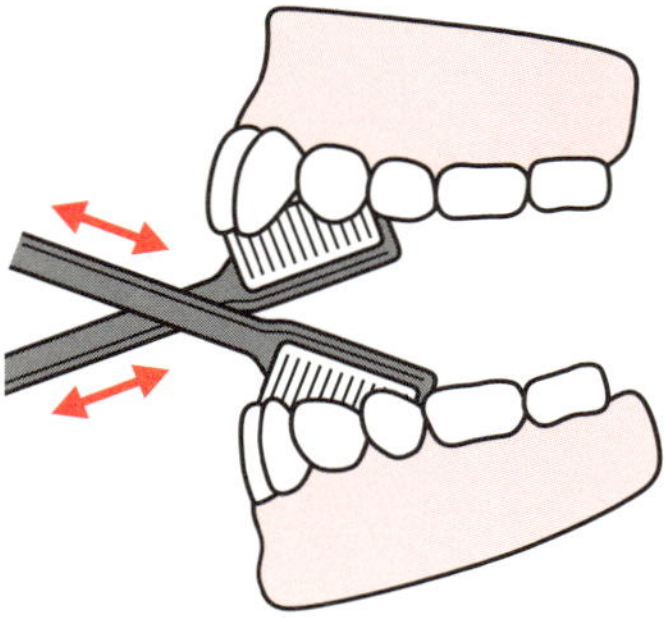

前歯の裏側の磨き残しに注意すること。

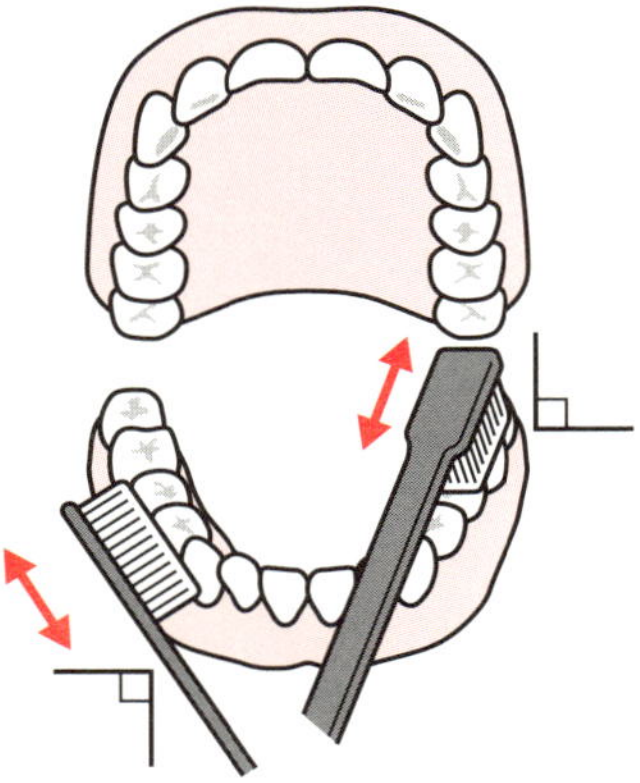

横から90度に当てて歯ブラシを小刻みに動かす。

で磨くことができます。くわしい磨き方は、歯科医に相談するとよいでしょう。

●どの順番で磨くとよいか

決まった順番があるわけではありませんが、ある程度は自分で決めておき、もし途中で中断しても戻れるように、いつも同じ手順で行なうのがよいでしょう。ただし順番を決めることで、何となく磨いたつもりにならないことが大切。

●使うとよい歯磨きアイテム

歯磨きにプラスして使用したほうがよいアイテムがあります。**歯間掃除のためには「歯間ブラシ」や「デンタルフロス」、舌の掃除のためには「舌ブラシ」の活用がおすすめ**です。歯磨きがすぐにできないときや、磨き終わった後に洗口剤で口をゆすいでおいてもいいでしょう。

●磨きにくいところは

汚れは歯と歯の間に溜まるため、前歯などは歯ブラシを縦に当てて上下にやさしく動かします。また、歯と歯ぐきの境目や奥歯は右ページのイラストのように歯に対して90度の位置で当て、小刻みに動かします。奥歯の上からも90度で当てて汚れを残さないように。**前歯の裏側は磨き残しが発生しやすい**ところです。

97ページで紹介したペングリップなどの持ち方をうまく使い、汚れをかき出すようにしましょう。

そのほかの口腔ケアのコツ

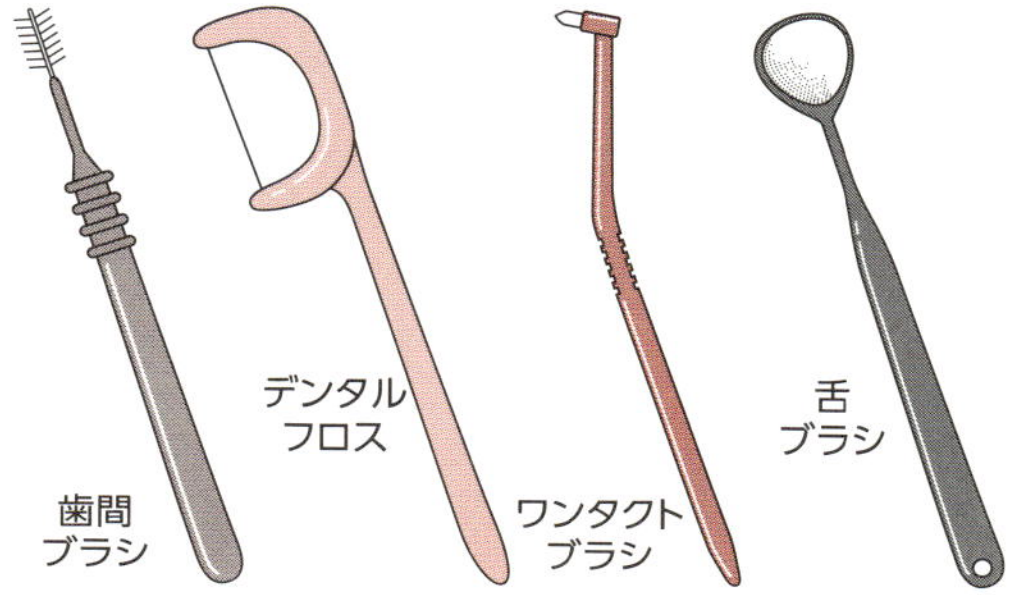

- 歯と歯の間にすき間がある場合は、歯ブラシだけでなく、歯間ブラシやワンタフトブラシを使用して磨く。
- 磨いていて血が出たら、うがいをして洗い流す。
- 入れ歯のケアも忘れない。
- 歯石が溜まったら、歯科で除去してもらう。

まとめ

正しい磨き方を習得して長く自分の歯を大切に

口のまわりを刺激して柔軟性を高める

口のまわりや頬をストレッチする

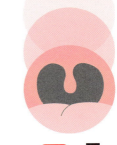

口腔ケアとは歯を磨くだけではありません。第3章ではさまざまなトレーニングを紹介しましたが、**口のまわりや頬をストレッチによって刺激することも、食べる機能の回復につながる**とされています。

左ページの図のように、くちびるやくちびるのまわりを縮めたり伸ばしたりして、指でストレッチします。

また同様に、頬を外側と内側から引き伸ばすようなストレッチがあります。頬の内側まで指を入れ、頬を内側から外側に向かって伸ばします。

こうすることで口まわりや頬の柔軟性が上がり、可動域のアップにつながります。

口のまわりのストレッチが自分でできない場合は、介助者が手に医療用のグローブをはめて同様に行ないます。

まとめ

年齢とともに衰えがちな口のまわりの柔軟性を高める

口のまわりや頬のストレッチ

縮める

指でくちびるの上と下を大きく厚めに持ってつまむ。

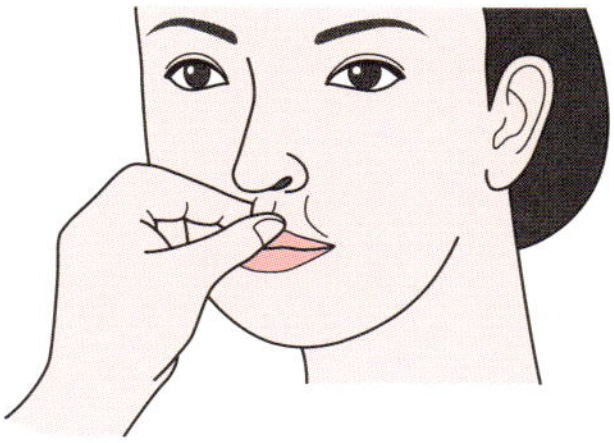

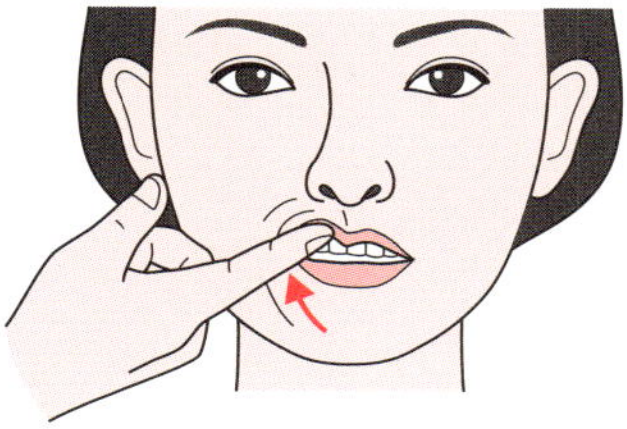

押し上げる

人差し指をくちびるの横から当て、圧を加えて押し上げる。

押し下げる

人差し指を横向きにして上くちびるの上から当て、上から下に押し下げる。

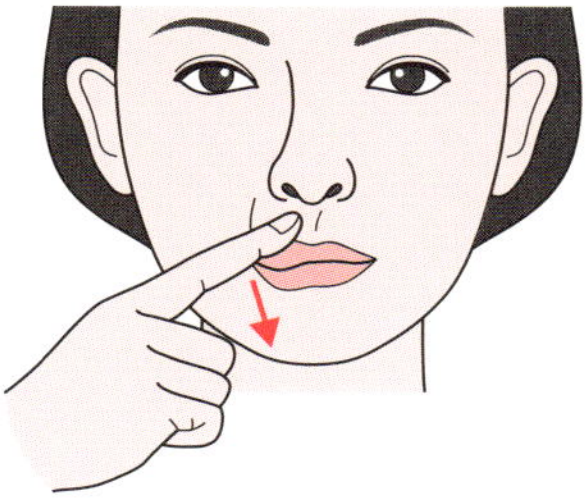

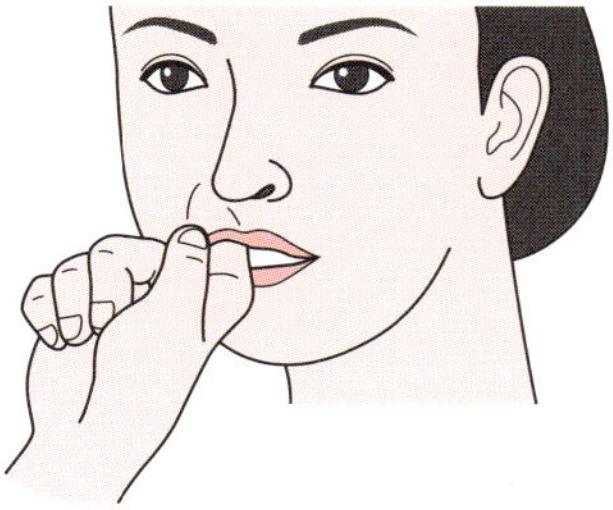

伸ばす

人差し指を口の中に入れ、頬を中から外へ伸ばすように刺激する。

唾液の力で口の中をすこやかに保つ

唾液腺マッサージで口を潤す

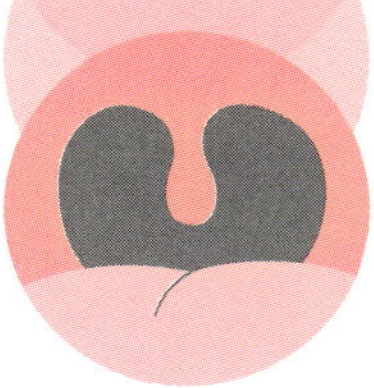

唾液は飲み込みのために非常に重要です。唾液腺からは、一日に1〜1.5ℓもの量が分泌されます。その成分には消化を助けるアミラーゼという酵素が含まれ、ものを噛んで唾液と混ぜあわせることで消化が始まります。また、唾液に含まれるリゾチームやムチンなどの物質は口の中の細菌から、からだを守る働きがあります。食べものや虫歯菌などによって溶けた歯の再石灰化を促したり、口の中のＰＨ（ペーハー）値を整える作用もあります。

健康な人でも、パサパサしたものを食べるとき、水分がないと飲み込みにくいように感じます。そのうえ唾液がないと食べものを噛みくだいたり、飲み込んだりすることができなくなります。唾液が分泌されなくなる「ドライマウス」の状態になると、まさにこの状態が続くようになります。

唾液は口の中の粘膜を保護して清潔に保つ役割もあり、舌が唾液によって潤っていないと味を感じることができなくなってしまいます。

唾液の分泌に問題がない人は、酸っぱいものや自分の好きな食べものをイメージす

まとめ

唾液を十分に分泌させると「飲み込み力」を高められる

唾液腺マッサージ

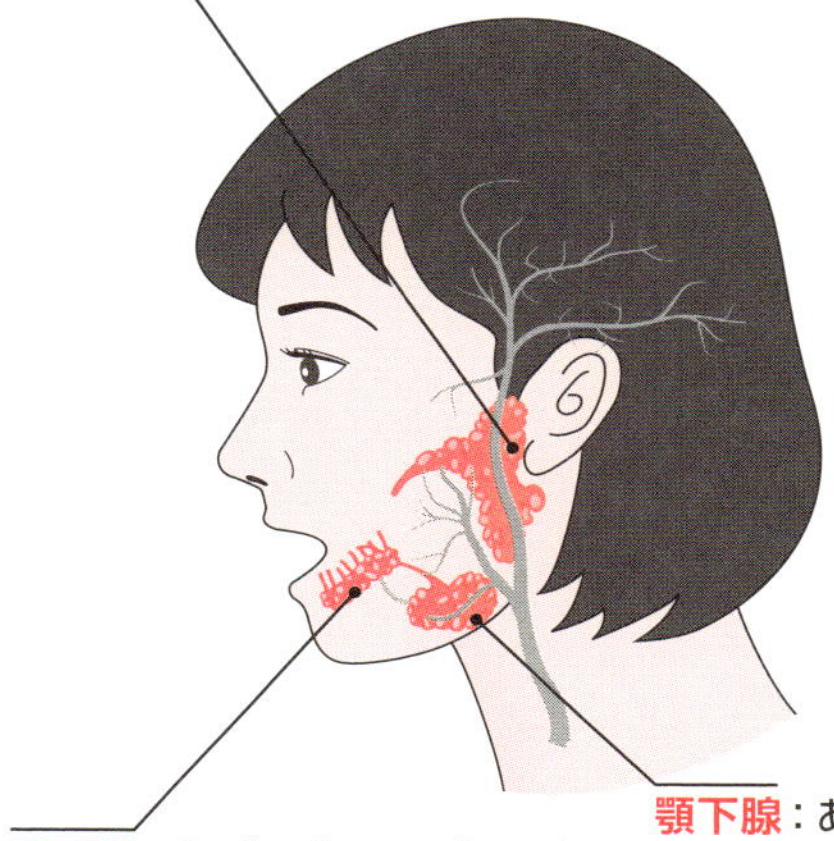

耳下腺：耳たぶのやや斜め前あたりにある「耳下腺」を刺激。指をそろえて当て、やさしく押す。

顎下腺：あごの下に手を当て、のどとあごの間あたり、あごの骨の内側のやわらかい部分にある「顎下腺」を耳の下からあごの先までゆっくりと押す。

舌下腺：あごの先のとがった部分の内側、舌の付け根にある「舌下腺」を押し上げるように両手の親指でグッと押し上げる。

ると、それだけで唾液が出るものです。

しかし年齢とともに、唾液の分泌は少なくなっていきます。そこで取り入れたいのは、**唾液を出しやすくするマッサージ**です。

唾液腺のポイントは口の中に3か所あります。**耳たぶの前あたりにある「耳下腺《じかせん》」、あごの下に位置する「顎下腺《がくかせん》」、あごの先にある「舌下腺《ぜっかせん》」の3つを、外側からやさしくマッサージ**することで唾液を出しやすくします。

ブクブクうがいで口の中を清潔に

口腔ケアをスムーズに行ない、飲み込み機能を維持するためにも、口の中が潤っていることが欠かせません。加齢によって唾液の分泌は低下しがちですが、乾燥すると口の中の汚れが落ちにくくなってしまうのです。

そこで簡単に取り組める方法として、うがいをして口の中を潤す方法を紹介します。うがいといっても、のどを意識した「ガラガラ」と行なううがいではなく、口の中に水を含んで「ブクブク」と動かすうがいです。

行なうには以下の条件をクリアしていることが必要です。

●うがいができる条件

・水をこぼさないようにくちびるを閉じることができる。
・水を吐き出すことができる。
・口、頬、舌を自分で動かせる。
・鼻から呼吸ができる。

●ブクブクうがいのやり方

①水を口に含んだら、片側の頬を膨らませて、数回ブクブクと動かします。
②次に反対側も同じように。
③鼻の下や上くちびるをふくらませ、鼻の下を伸ばしたり、あごを上下に動かしながら数回ブクブクと動かします。
④最後に頬全体でブクブクと動かします。

口を潤すのは気持ちがいいですし、うまくできなくても取り組むことに意味があります。ぜひ積極的に行なってみましょう。

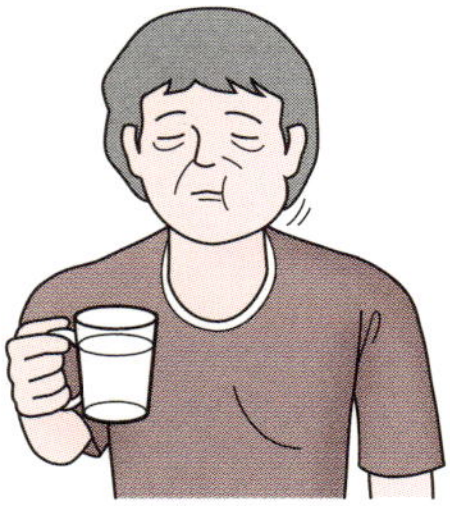

第5章　誤嚥を遠ざける食べ方のルール

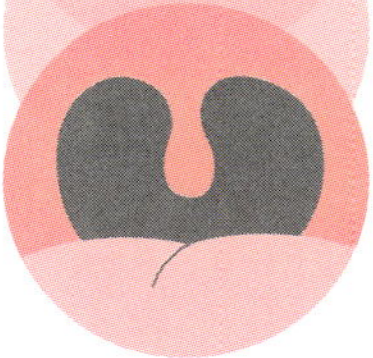

食べ方のコツを知って健康に食べるために

一日3食で飲み込んでいる回数は？

私たちがものを食べて、**飲み込みを行なう回数は一日でおよそ600回**にものぼります。噛む動作は通常1秒に1、2回。それを1回の食事で何度もくり返し、一日には3食の食事をし、それ以外も唾液の飲み込みをしているわけです。その回数だけ、口や舌、のどは働き続けている計算です。

加齢とともに食べることに時間がかかったり、負担を感じるようになるのは誰にも起こる自然なことです。機能低下に気付いたらそのままにせず、負担のない食べ方や食べやすいものを覚えて、自分の手を使い、口から食べる楽しみを維持できるようにしましょう。

飲み込みにトラブルが生じた場合でも、食べ方にはコツがあります。食べものはその形状によって「付着性（食べものが口やのどの中でベタベタとくっつく）」、「凝集性（食べもの同士のまとまりがある）」、「変形性（簡単に形を変えられる）」に分類できます。

こうした分類をもとに、**無理なく食べられるものは「くっつかず、まとめて飲み込**

むことができる、やわらかいもの」です。

現状ではまだ自分で食べられるという人は、食べやすさにも考慮しながら、栄養のバランスにも考慮して、自分で食べられる状態を維持することに努めましょう。

すでに飲み込みが難しくなっている人は、専門家に相談し、機能改善のために「何からどう食べるとよいのか」を相談して、実践しましょう。

たとえば液体と固体が混ざった味噌汁のようなものを飲み込むのが難しいとか、とろみのあるポタージュスープはむせにくい、食べにくいものと食べやすいものの知識を増やし、楽に食べられるものから食べるようにしていくとよいのです。

現在は飲み込みが難しくなった人のために「嚥下困難者用の食品」というものもあるので、そうしたものを活用するのもひとつの方法といえます。

食べることは生きるために必要なことですが、末永く続けられる喜びでもあり、楽しみのひとつです。ちょっとした知恵でそれが続けられるのなら、知っておくに越したことはありません。

まとめ

飲み込みの状態に合わせて機能の回復を目指すこと

後ろにやや傾けると飲み込みやすい

ルール① まっすぐな姿勢でイスに座る

食べるときに背中が丸まっていると、呼吸は楽ですが飲み込みにはよくありません。普通に食卓に座れる状態であれば、**イスに座って姿勢をまっすぐに**しましょう（左ページ上図参照）。食べものがのどにつかえたり、逆流を起こしたことがあれば、からだは可能な限りまっすぐにします。食後もすぐに横にならず、しばらくは上体を起こしておくようにしましょう。

飲み込みが難しい場合には、イスの背やリクライニング機能のあるベッドの傾きを利用して、床と平行な位置から45〜60度くらいに保つと食べやすくなります（左ページ下図参照）。頭の後ろに枕やクッションをおいて、背もたれにもたれた姿勢ですが、あごは引いた状態になるようにしておくと、誤嚥を防ぎやすくなります。

また、介助を受けて食べる場合は、人によって床と平行な位置から30度近くまで傾ける場合もあります。ちょうどよい背もたれの角度は人それぞれですので、飲み込みが自然に起こり、飲み込んだ後のむせやのどがゴロゴロした感じが減ることを確認してください。

さらに、食道の入り口のあたりに食塊が溜まりやすいときは、口に入れてから左や右を向いて飲み込んだりすると、のどを通りやすくなることがあります。水または液体でむせやすい人は、あごを引いて下を向いた状態で飲むと、より安全に飲み込むことができることがあります。

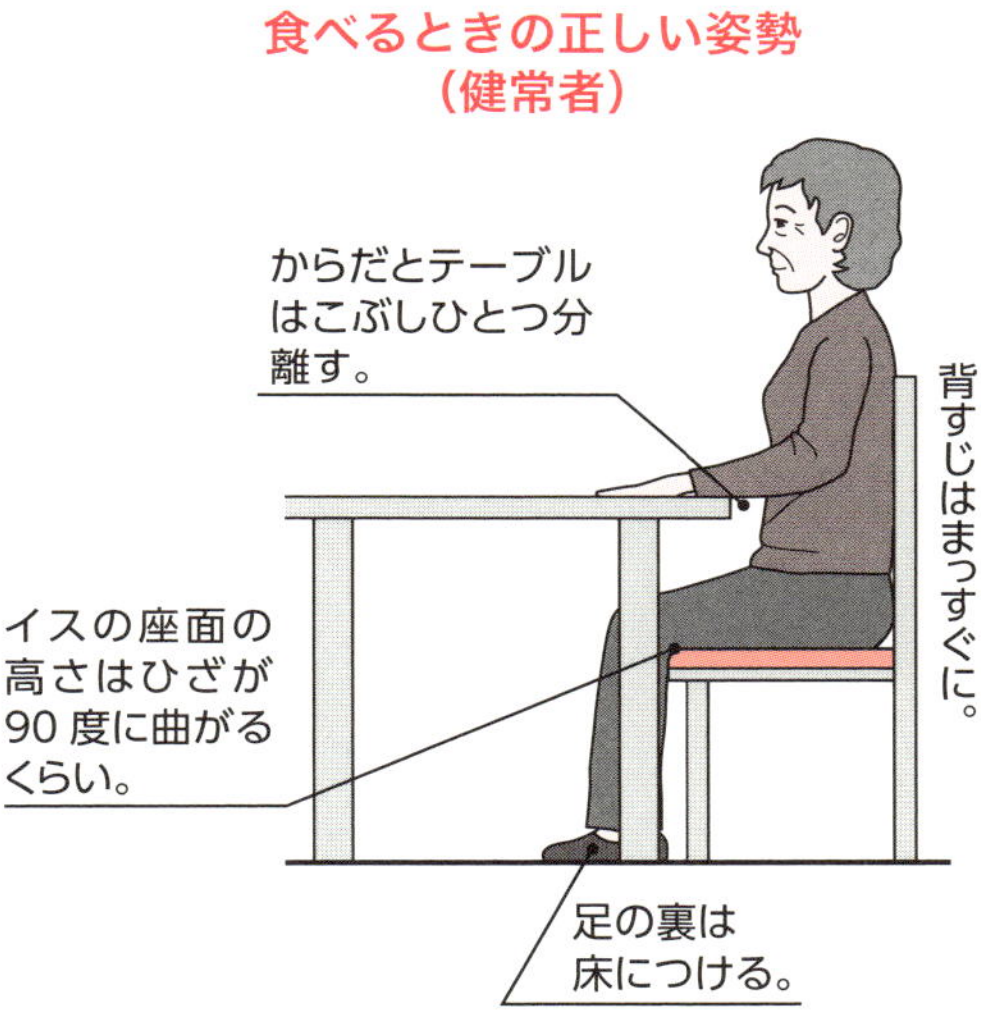

食べるときの正しい姿勢
（健常者）

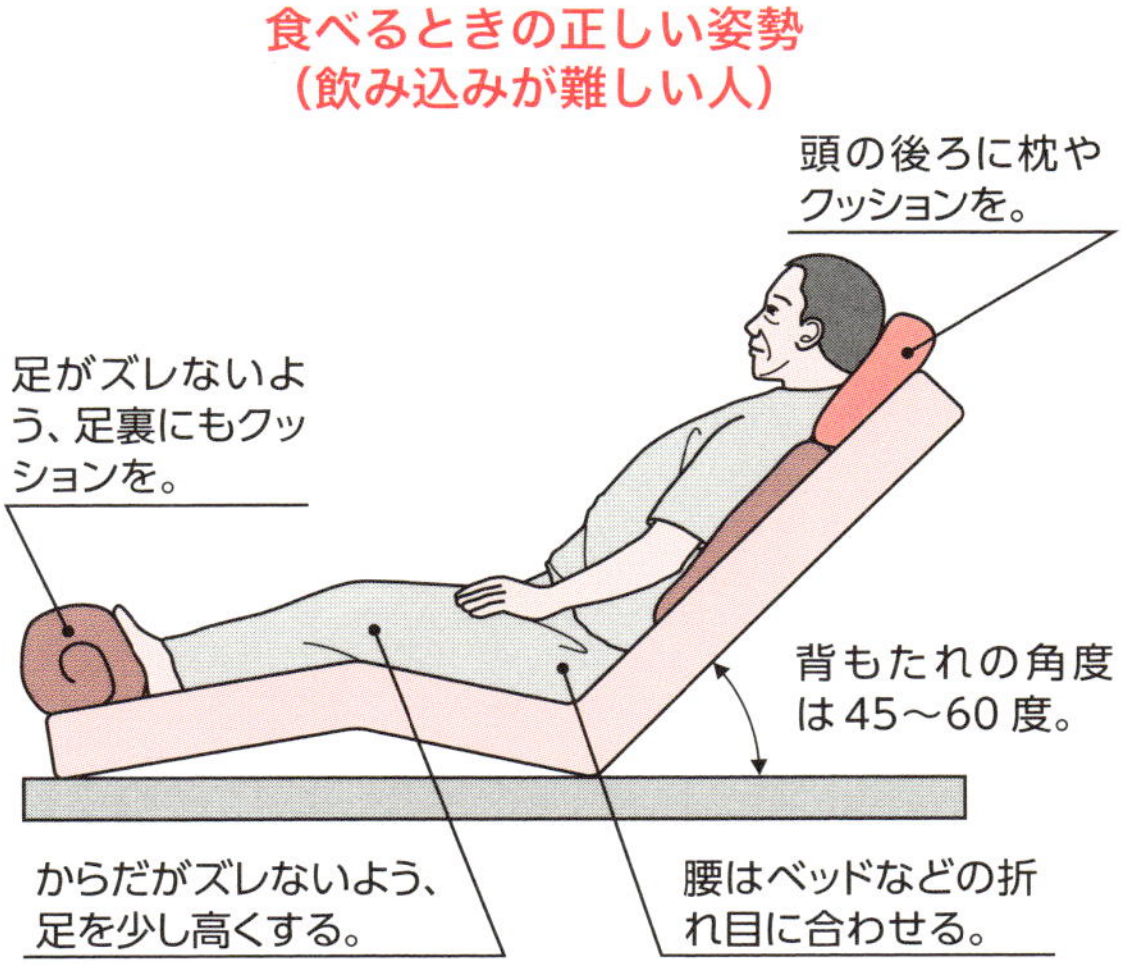

からだとテーブルはこぶしひとつ分離す。

イスの座面の高さはひざが90度に曲がるくらい。
足の裏は床につける。

食べるときの正しい姿勢

足がズレないよう、足裏にもクッションを。

からだがズレないよう、足を少し高くする。
腰はベッドなどの折れ目に合わせる。

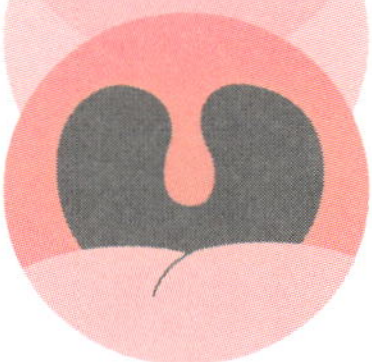

食べものの形状や種類を見極めて選ぶ

ルール② 飲み込みやすい・にくい食べものを知る

飲み込みやすいものは、形状や状態できまります。

大きさや硬さが均一であったり、口の中ですべりがよいことも重要です。味がはっきりとして、香りが強く、温かい・冷たいなど温度がはっきりとした食べものは食欲を刺激し、嚥下も起こりやすいので食べやすいものといえます。

飲み込みが難しいものの代表は液体。液体は、すっと流れていき、飲み込みが間に合わないことがあります。自分ではどんなものが楽か、あるいは難しいか、まとめておくとよいでしょう。

飲み込みが難しいもの

「サラサラ」した液体	水・お茶・すまし汁など
液体と固形物が混じったもの	味噌汁・具の入ったスープ・高野豆腐
口の中で「バラバラ」になりにくいもの	肉・かまぼこ・こんにゃく
水分が少なく「パサパサ」したもの	パン・焼き魚など
口腔内に貼りつきやすいもの	海苔・わかめ・餅
「ベタベタ」と粘りの強いもの	餅・団子
すべりがよすぎるもの	ところてん・寒天・ゼリー
硬いもの	たこ・いか・ごぼう・れんこん
むせやすい酸味の強いもの	酢の物・柑橘類

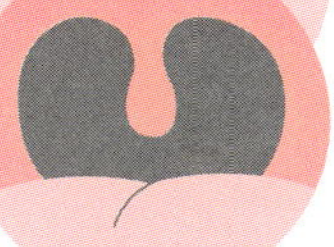

片栗粉やゼラチンなどで食べやすく

ルール③ 飲み込みにくいときは「とろみ」を

サラサラとした液体とは反対に、のどの中をゆっくり流れていく、とろみのついた食べものは飲み込みやすい食べものです。自宅で調理する場合は、**片栗粉やくず粉、コーンスターチ、小麦粉などでとろみをつける**ことができます。しかし、これらの食材のほとんどは加熱する必要があるため、キサンタンガムなどが原料になった「増粘剤」を使うと、冷たい食べものにも応用できます。**ただし、とろみのつけすぎは「ベタベタ」になるので注意が必要**。ほかにもマヨネーズや生クリーム、調理油やバター、マーガリンなどを料理にうまく使うと、ほどよくとろみを加えることができます。

また、ゼラチンは食べものを固めてまとまりをよくしてくれますが、口やのどの温度で溶けて、液体になってしまうので、注意が必要です。さらに、寒天も食べものを固めることができますが、なめらかさや弾力性がないため、まとまりにくいという難点があります。ゼリーやプリンのような食べものは、飲み込みやすい特徴でもある「バラバラになりにくい」「変形しやすい」食べものの代表です。ただし、**こんにゃくゼリーは窒息の危険があるため、避けるようにしましょう。**

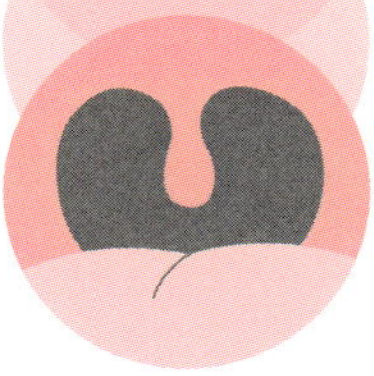

口に入れる量を調整することも大切

ルール④ 大口でガバッと食べない

好きな食べものを食べるときや食欲があるときは、つい大口でガバッと口に入れてしまいがち。食べたい意欲が旺盛なのはよいことですが、せっかく口に入れてもスムーズに飲み込みができなかったら、むせたり詰まったりして苦痛を伴います。

とくに男性は、大食いや早食いがクセになってしまっているかもしれません。ある程度の年齢になったら、それは無茶なこと。誤嚥のもとにもなり、からだにもよくありません。食べる量も自然と多くなりがちなので、**適量を超えて食べすぎにならないように、ゆっくり食べること**を心がけましょう。

食べやすいサイズで口に運ぶことも大事なことです。どうしても大口になってしまう場合は小皿に取り分けたり、小さめなスプーンを用意するなど工夫をしましょう。また、かき込んで食べるようなどんぶりものは避けるなどの工夫しましょう。

そして口に入れたら、**よく噛むようにすること**です。**口に入れる量は、ほおばらずに噛むことができる量**です。食べられる量をよく見極めて、食事そのものを味わうようにしましょう。

ゆっくりと食べることを楽しんで

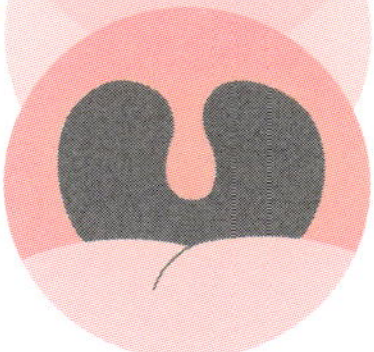

ルール⑤ 急いで食べずにゆっくりと

大口で食べないことにもつながりますが、**決してあわてずに、ゆっくりと食べものを口に運ぶことも重要**です。急いで食べても、うまく飲み込めずに詰まってしまって、誤嚥の原因になるだけ。ゆっくり食べることは消化にもいいですから、落ち着いて食事をとるようにしましょう。

食事は多くの方にとって、喜びでもあります。自分の手で、口から食事ができることに感謝して、食べものの味や香り、触感を楽しんで食べることに集中するようにしてはいかがでしょうか。そのためには、食べやすさにこだわるというよりは、盛り付けを工夫したり、季節感を楽しんだり、とくに制限がなければ、食べるのに手間のかかる料理を選ぶのもひとつの方法です。また、**可能な限り箸を使い続けることも、手先を使うことになり「脳トレ」にもつながります**。

食事の時間は30分ほどを目安にすること。食べることにも体力を使います。食事に時間をかけすぎると、からだへの負担が増えてしまいます。一食ごとに、食事の時間を楽しみに味わうことがなによりの秘訣といえるでしょう。

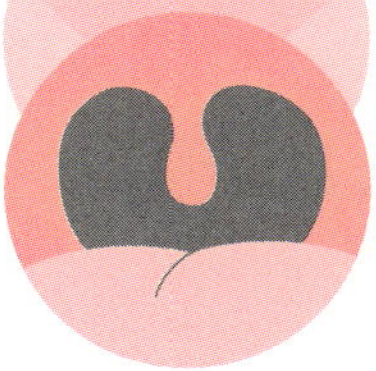

噛むことに意識を向けて、ながら食事に注意を！

ルール⑥ 口に食べものを入れたまま喋らない

口にものを入れたまま喋らないというのは食事のマナーです。これは誤嚥を防ぐための知恵といえるかもしれません。決して一人で、もくもくと食べてくださいというわけではありません。家族や友人と食事をすることも多いでしょう。そのときは、**食べるときは食べる、話すときは話すと明確に分けて行なうことが必要**なのです。

食事をしている間でも、休みなく呼吸をしています。食べものがのどに入ってきたときだけ、必要なタイミングで食道の入り口を開閉しているのが私たちのからだです。その機能を考えると食事はゆっくりと、そして口にものを入れたら喋るのはやめることを心がけましょう。そうすると、人の話に今まで以上に耳を傾けられるようになるかもしれません。

また、「ながら食事」も注意が必要。何もするなとはいえませんが、テレビを見ながら、あるいは新聞を読みながら、スマホをいじりながら食事をするのも危険な場合があります。**食べものを口に入れたら、せめて噛んでいる間は噛むこと、まとめて送り込んで飲むことに専念するというのが大事**です。

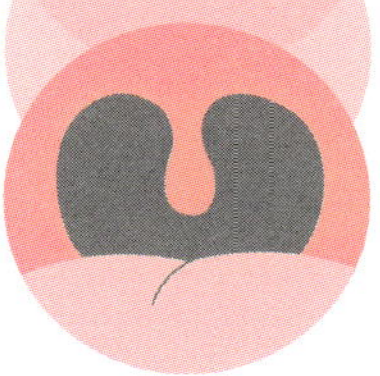

むせることができるのは元気な証拠

ルール⑦ むせたら「水」を飲むは大間違い！

食事中に、のどに食べものがひっかかってむせた！　咳がでた！　**さあ水を！　というのは、じつはとても危険**です。むせていないときには水を飲んで飲み込みを促すのもひとつの方法ですが、むせてしまったら、のどの中の残留物が水とともにあふれ、むしろ誤嚥の危険性を高めてしまいます。

急にむせるとあわててしまいますが、むせて、咳がでる反応が起こるのは、健康な証拠。むせが起こらない「不顕性」の状態が発生していないということです。もちろん、むせることをくり返す場合には、飲み込みの状態について、きちんと医師や専門家の診断を受けたり、食事の内容やとり方に気を配ることも大切です。

むせることが多く、万が一窒息を起こしてしまったときの解決策のひとつとして、**「ハイムリッヒ法」**（ハイムリック）があります。やり方は**上半身を後ろから抱え込むようにして、みぞおちのやや下に握りこぶしを当て、両手でおなかを数回つき上げるようにして圧迫し、その後に口に手を入れるなどして、詰まったものをかき出す**というものです（116ページ参照）。いざというときに役立つかもしれません。

のどにものが詰まったときの応急処置「ハイムリッヒ法」

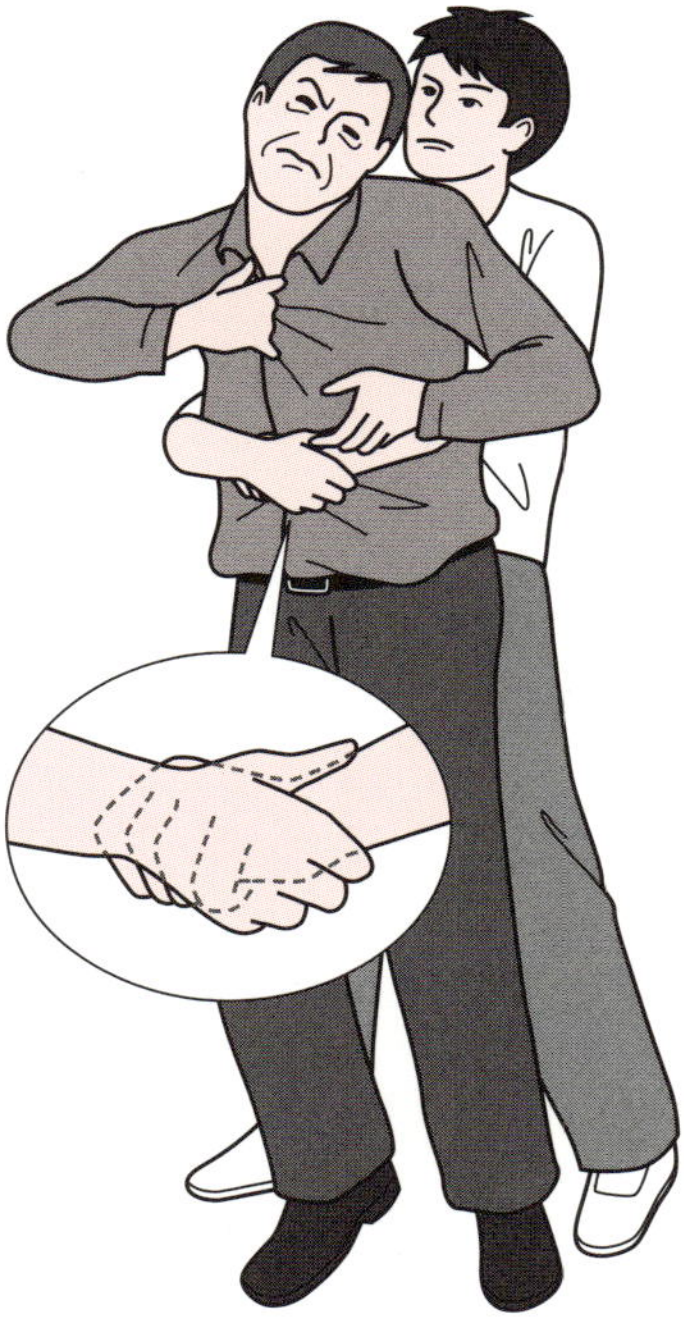

1 救助する人は、のどにものがつかえた人の背後から腹部に腕を回す。

2 片手で親指を内側にして握りこぶしをつくり、みぞおち下に当てる。

3 もう片方の手で、握りこぶしを上からしっかりつかむ。

4 両手でおなかを強く引き締め、上方に向かってつき上げる（5回ほど）。

※妊婦に対しては行なわないように注意しよう。

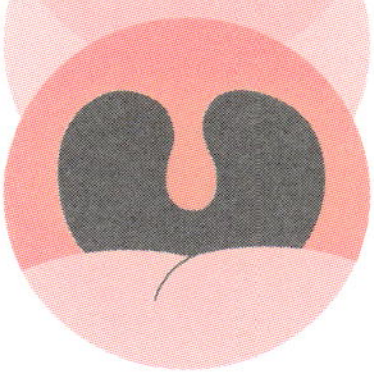

のどにものが詰まったら？

ルール⑧「背中をトントン」は間違っている

のどにものが詰まって息苦しくなったときは、背中をトントンと叩く（タッピング）ことが一般的な認識かもしれません。しかし、**飲み込み力が失われた人には逆効果。**むせているときは、気道に食べものの一部がはりついている、あるいは詰まりかけている状態です。座った姿勢で背中を叩くと、その振動で食塊が剥がれ重力で下に落ちていきます。また、食べものが剥がれたとき、それがちょうど息を吸い込むタイミングになってしまったりすると、咳によって排出させたかったものが肺のほうに吸い込まれてしまい、誤嚥性肺炎につながることも。**むせてしまったら、背中を叩くよりは、背中をさするようにして咳を促すのが正解**です。むせている本人もつらく、余裕がない状態ですが、一緒にいる人はあわてずに声をかけながら落ち着かせ、冷静な対処を行なうことが必要です。

異物を排出させるには、**股関節からからだを折り、背中の真ん中あたりを強く叩き、重力も利用して強制的に排出させる方法、**あるいは、ハイムリッヒ法（116ページ参照）で排出を促してください。

Column

飲み込みやすい「嚥下食」にも種類がある

飲み込みやすい食べもののことを「嚥下食（嚥下調整食）」といいます。飲み込みやすい状態に調整された食事で、水分量が多くまとまりやすく、飲み込みやすいメリットがあります。

飲み込みのリハビリやトレーニングを行なうときには、もっとも飲み込みやすい「嚥下食」、やわらかく咀嚼しやすい高齢者向けの「介護食」、そして一般的な食事に分かれています。

この嚥下食にも段階があります。日本摂食嚥下リハビリテーション学会の分類（嚥下調整食学会分類 2013）では、「咀嚼が不要でそのまま丸のみができる」ほどのゼリーやプリン、ムースにはじまり、「口の中で簡単に食塊になる」性質があり、ミキサーにかけたペースト食（均質なもの・不均質なもの）、そして「舌で押しつぶして送り込みができる」ほどにまとまりやすく食べやすい料理、箸やスプーンで切れるほどのやわらかさで普通食に近い食事までを、「嚥下食ピラミッド（下記）」として段階的に定義しています。

飲み込みのトレーニングも、無理せず個人の状態に応じて進めていくことが重要です。飲み込みが悪くなっても諦めず、食べたいものを食べられる状態に挑戦することは大切です。

嚥下食ピラミッド

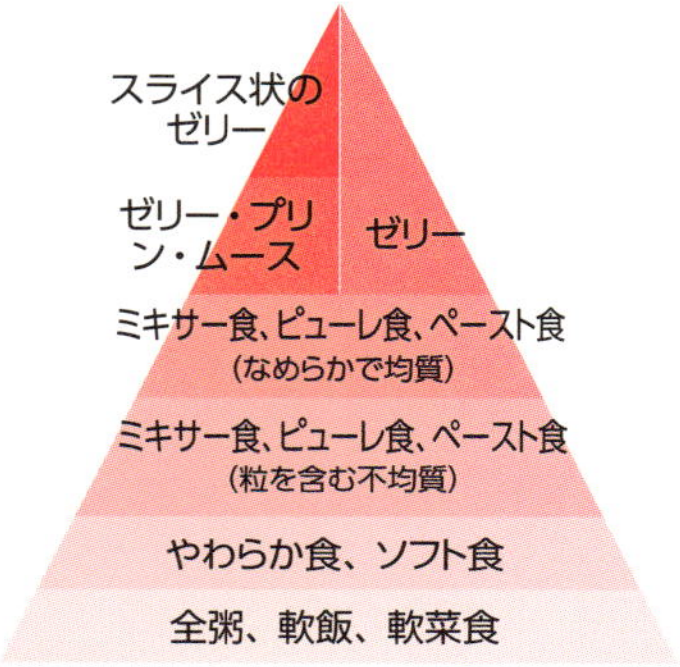

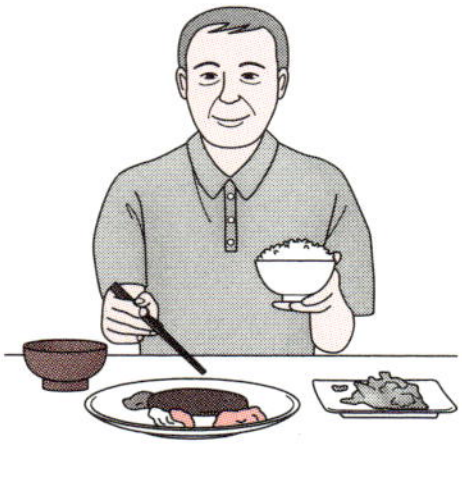

第6章　意外に知らない のどの大疑問

Q uestion

嚥下の状態を確認する検査はありますか？

A nswer

嚥下障害が疑われる場合は、嚥下の状態を確認するために、嚥下内視鏡検査や嚥下造影検査が行なわれることがあります。

誤嚥の恐れがあるかどうか調べるには、医師のもとでスクリーニングテストとして反復唾液嚥下テスト（88ページ参照）や問診によって嚥下障害の疑いがあるかを確認します。その後、X線や内視鏡による検査、肺やのどの呼吸音チェック、血中の酸素濃度の計測などが行なわれます。

また、嚥下の様子を確認するために、造影剤を飲み込みながらX線で動画を撮影する「嚥下造影検査」や、鼻から内視鏡を入れて観察する「嚥下内視鏡検査」などが行なわれることもあります。嚥下内視鏡検査では、咽頭や喉頭の様子を観察しながら、のどの動き具合や唾液や分泌物の溜まり具合などを観察し、実際に食べものを食べてもらい、飲み込み状態を診ることもあります。嚥下造影検査では、飲み込んだものが食道をどのように通過していくかを確認し、誤嚥があるか、どこで残留があるかを診ることができます。

Question 肺炎かもしれないと思ったら、何科を受診？

Answer まずは、かかりつけの内科を受診。その後、症状によって呼吸器科や耳鼻咽喉科、リハビリテーション科などを紹介してもらいましょう。

高熱や咳が1週間以上続くようなときは、誤嚥性肺炎を発症している可能性があります。53ページのような症状が続く場合は、まずはかかりつけの内科を受診するといいでしょう。肺炎の症状は、普通の風邪とあまり違いがありません。市販の風邪薬などに頼り、医療機関を受診しないでいると誤嚥性肺炎の発見が遅くなります。誤嚥性肺炎はくり返し起こすことで、命に関わることも少なくありません。

何度も誤嚥性肺炎をくり返す場合は嚥下障害の存在が強く疑われます。医療機関で嚥下の状態を確認してもらい、適切な対策をとるようにしましょう。

Question

お茶を飲むとむせるのですが、飲み方は？

Answer

嚥下障害の場合は、お茶にとろみをつけて飲ませるといいでしょう。少し冷ましてから、すすらずに少しずつ飲むようにします。

熱いお茶を飲むとき、すすりながら飲みますが、この飲み方がもっとも誤嚥を起こしやすいのです。すするという行為は息を吸っていることです。同時に、水分を口の中に入れるのですから、気管の入り口を喉頭蓋がふさいでいないタイミングだと気管に水分が入りやすくなります。

したがって、熱々のお茶ではなく少し冷ましてから飲むようにします。それでも、飲みにくいようでしたら、くず粉や片栗粉などでとろみをつけて飲ませると、より安全に飲めるようになります。とろみをつけたお茶なども売られていますので、それを利用するといいでしょう。ちょっとしたタイミングのズレが誤嚥に結びつきますので、のどの筋力アップは必要です。

Question

薬をむせないで飲む方法は？

Answer

服薬用のゼリーを使うか、とろみをつけた水で薬を飲むか、方法はいくつかあります。

むせないで薬を飲めるように、「服薬用のゼリー」が販売されています。粉薬や顆粒でしたら、ゼリーに十分混ぜ込んで飲めば問題ありませんが、カプセルや錠剤となると、ゼリーと分離して、誤嚥を起こしやすくなることもあるようです。まず、かかりつけ医や薬剤師に錠剤やカプセルを粉状の薬に変更できるか、また、簡易懸濁《けんだく》法が行なえるかを確認してみましょう。簡易懸濁法とは、55℃の湯にしばらく薬を浸し、溶けた状態になったものを口から飲む、あるいは栄養チューブから注入する方法です。

飲み込みにくいときは、水にとろみをつけたもので飲ませると、スルッと飲めます。その場合、舌の中程に薬をのせてから、とろみをつけた水を少し口に含んで、舌を上あごに押しつけるようにして飲み込むと、比較的簡単に飲むことができるでしょう。

Q uestion

かたい肉などが飲み込みにくいのですが……

A nswer

柔らかい肉を選ぶ、ひき肉で肉団子やハンバーグにするなど食べ方を工夫する方法があります。食べないという選択はやめましょう。

飲み込み力がどれくらい低下しているかという程度問題はありますが、食べられないからといって食べないと安易に決めることはやめましょう。かと言って、無理してかたい食べものを食べるのもやめましょう。飲み込みやすい形にまとめることができないと窒息の危険につながります。

食べものには簡単に食べられる(ゼリーやペースト)のものから、嚥下調整食(118ページ参照)、軟食、食べるのが難しいレベルのもの(常食)までさまざまあります。嚥下機能に問題がなければ、どのような食べものでも問題なく食べることができますが、嚥下機能が低下すると難しい食べものは困難(危険)になります。その場合、どのレベルのものまでなら安全に食べることができるかを専門機関で評価してもらい、そのレベルまでの食べものを食べるようにしましょう。現在の嚥下機能にあった食べものを毎日食べつづけることで、その次のレベルの食べものを食べることができるようになることがあります。

単にかたいものが食べられないのであれば、ステーキ肉は上等の柔らかい肉を選ぶようにしてください。噛むことに問題がある場合は、小さく切るだけでは窒息につながる危険があります。また、あらかじめたたいてやわらかくしたり、ひき肉を食べるようにするなど、食べ方を工夫して食べるようにして、食べることをあきらめる必要はありません。

嚥下食の中には、あらかじめ酵素で食べものの繊維を壊し、歯茎で押しつぶせるほど食材を柔らかくしてある商品もあります。見た目はそのままなので、噛む力、飲み込みの力が弱い方でも楽しんで食事をすることができます。

Q uestion

歯磨きは食後だけでいいですか？

A nswer

口腔ケアのための歯磨きは、食後の一日3回に、就寝前、起床直後の2回を加えた一日5回が理想的です。

気付かず誤嚥している不顕性誤嚥による誤嚥性肺炎を防ぐには、口腔ケアが大切です。口の中に食べカスやウイルス、細菌などがいる口内環境にしないためにも、食後の歯磨きは必ず行なうようにしましょう。

また、就寝前、起床直後の歯磨きも大切です。就寝中は唾液の分泌量が減るため、口腔内の細菌が一気に増えるからです。そのため、睡眠前は一日の中でもっとも口腔内をきれいにしておく必要があるのです。とくに、就寝前の歯磨きは念入りに行なうようにしましょう。また、定期的な歯科への受診で歯石も取るとよいでしょう。

Question

入れ歯なので歯磨きは必要ありませんか?

Answer

入れ歯でも汚れは溜まって雑菌は繁殖します。部分入れ歯の場合には残っている歯が虫歯になるので、念入りな洗浄が必要です。

入れ歯も毎食後に必ず洗浄してください。入れ歯の表面には細かい穴が空いているため、そこに汚れが溜まりやすく雑菌が繁殖しやすいのです。口の中に雑菌が増えれば、誤嚥をしたときの肺炎になるリスクは非常に高まります。

入れ歯の洗浄は、義歯用ブラシを使用して流水で洗うのが基本。研磨剤の入った歯磨き粉などを使用するとかえって表面を傷つけてしまい、汚れが付きやすくなるので注意が必要です。バイオフィルムは水でゆすぐだけでは十分に取れません。そのため、義歯用ブラシでていねいにこすり洗いをすることがとても大切。また、洗浄時に熱湯を使うと、入れ歯が変形することがあるので、その点も注意。洗浄後は水や義歯洗浄剤に浸けて保管しましょう。乾燥したままにすると、入れ歯が変形してしまいます。

著者

稲本陽子（いなもと ようこ）

藤田保健衛生大学
医療科学部リハビリテーション学科准教授
医学博士、言語聴覚士

南山大学外国語学部英米科卒業。日本聴能言語福祉学院聴能言語学科卒業。刈谷豊田総合病院リハビリテーション科 勤務後、米国 Johns Hopkins University, Department of Physical Medicine and Rehabilitation 留学。藤田保健衛生大学大学院医学研究科修了。専門は、リハビリテーション医学、摂食嚥下、言語病理学。

STAFF

編　　集：株式会社レクスプレス
協　　力：杉浦美佐緒
校　　正：三原久枝
デザイン：シモサコグラフィック
イラスト：有限会社スタジオ杉

自力《じりき》で防《ふせ》ぐ誤嚥性肺炎《ごえんせいはいえん》

2017年11月10日　第1刷発行

著　者　稲本陽子《いなもとようこ》
発行者　中村 誠
印刷所　株式会社光邦
製本所　株式会社光邦

発行所　株式会社日本文芸社
〒101-8407　東京都千代田区神田神保町 1-7
電話 03-3294-8931（営業）　03-3294-8920（編集）

Printed in Japan 112171021-112171021 Ⓝ01
ISBN978-4-537-21513-7
URL http://www.nihonbungeisha.co.jp

編集担当：三浦